당뇨병 치료,
아연으로 혈당을 낮춰라!

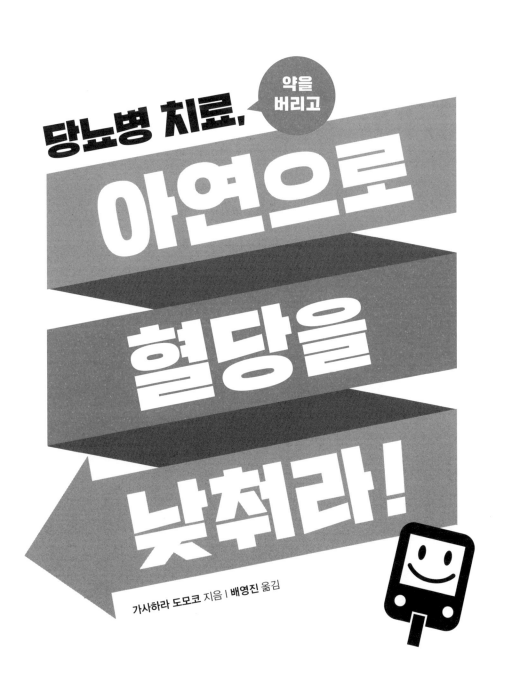

약을 버리고

당뇨병 치료, 아연으로 혈당을 낮춰라!

가사하라 도모코 지음 | 배영진 옮김

전나무숲

당뇨병 자가검진 체크 리스트

■■ 몸 상태

1. 다리에 쥐가 자주 난다.	☐
2. 손발톱이 약해졌다. 빠지거나 갈라지는 일이 많다.	☐
3. 갑자기 비염에 걸리기도 하고 피부가 가려운 일이 잦다.	☐
4. 평소 체온이 평균체온보다 낮다.	☐
5. 살이 잘 빠지지 않는다.	☐
6. 걸핏하면 입안에 염증이 생긴다.	☐
7. 많은 약을 먹고 있다.	☐
8. 목이 마를 때가 많다.	☐
9. 입맛이 바뀌었다는 말을 종종 듣는다.	☐
10. 예전만큼 술을 마시지 못한다.	☐
11. 빈혈 증세를 가끔 느낀다.	☐
12. 몸이 차가울 때가 많다.	☐
13. 스트레스는 느끼지 않지만, 휴일에도 가만히 있지를 못한다.	☐
14. 잠들기가 힘들다. 자려고 하면 눈이 말똥말똥해진다.	☐
15. 변비가 있다. 변의 첫 부분이 딱딱하다.	☐

- **5개 문항 이상 체크 시 :** 당뇨병에 특별히 주의해야 한다.
- **1~12번 문항에 해당 :** 영양소(비타민·미네랄) 부족이 의심된다. ➡ 제4장 참조
- **13~15번 문항에 해당 :** 스트레스 해소가 필요하다. ➡ 제2장 참조

■■ 생활습관

1. 부모, 형제 등 친족 중에 당뇨병이나 암 환자가 있다.	☐
2. 저녁형 인간이라 밤 늦게까지 깨어 있고 아침에 일찍 일어나지 못한다.	☐
3. 먹지 않으면 활력이 생기지 않는다고 생각한다.	☐
4. 식사를 빨리 하는 편이다.	☐
5. 섭취열량은 밥과 같은 주식을 중심으로 계산한다.	☐
6. 자신이 스트레스를 받기 쉬운 환경에 처해 있다고 생각한다.	☐
7. 술을 자주 마신다.	☐
8. 설탕이 들어간 캔커피나 청량음료를 자주 마신다.	☐
9. 채소 요리를 그다지 즐겨 먹지 않는다.	☐
10. 가공한 채소나 냉동식품, 레토르트식품을 자주 먹는다.	☐
11. 음식을 큰 접시에 많이 담은 후 작은 접시에 덜어 먹는다.	☐
12. 수면 부족 상태가 계속되고 있다.	☐

• **4개 문항 이상 체크 시 :** 생활습관병에 주의한다.

"당뇨병은 영양이 부족하여 생깁니다."

이런 이야기를 들으면 당신은 어떤 생각이 드는가? 혹 다음과 같이 반박하고 싶지는 않은가?

"무슨 소리야! 영양을 너무 많이 섭취해서 당뇨병에 걸리는 거잖아?"

그런데, 부족한 영양을 보충하면 건강을 되찾을 수 있다.

"병원에서 정해준 대로 식이요법을 하는데도 혈당이 떨어지지 않아", "이제 낫기는 글렀어!", "약은 빼놓지 않고 잘 먹는데, 점점 약의 종류와 합병증이 늘고 있어"… 이런 말들을 들으면 약을 취급하는 사람으로서 가슴이 아프다.

내가 당뇨병과 싸우게 된 계기는 30년도 훨씬 전인 어느 해 가을 쾌청한 날에 약국을 찾아온 마흔 살을 넘긴 한 남성 때문이었다. 그는 자전거를 타고 약국에 와서 이렇게 하소연하였다.

"당뇨병을 좀 고쳐주세요. 의사가 이제 나을 가능성이 없다고 하네요. 나에겐 어린 자식이 둘이나 있어요. 아직 유치원에도, 초등학교에도 들어가지 않은 딸들이에요. 곧 시력을 잃을 것이라고 진단되어 트럭 운전직에서도 쫓겨났어요. 아내 혼자 힘으로는 가족을 먹여 살릴 수가 없어요."

당시에 나는 어린 자식들을 돌보며 약국을 운영하던 터라 그에게 크게 신경 쓰지 못한 채 분주하게 하루하루를 지내야 했다. 그 사이에 그는 시력이 점점 떨어져 외출도 마음대로 할 수 없는 지경에 이르렀다.

그러던 어느 날, 신문의 부고(訃告)란에서 그 사람의 이름을 보았다. 전화로 들은 그 사람의 마지막 말이 아직도 생생하다.

"도와줘요. 난 살아서 애들을 돌봐야 해요! 당뇨병이 무섭다는 건 약사님도 이미 잘 알고 있잖아요. 그러니까 제발 도와줘요, 네?"

당뇨병이 얼마나 무서운 병인가를 실감한 '사건'이었다. 이후로 나는 가급적 약을 쓰지 않고 건강을 회복하는 방법을 연구하기 시작하였다. 당뇨병으로 가장을 비롯한 가족을 잃는 집을 한 집이라도 줄이고 싶은 마음이 간절했다.

그런데 한창 시행착오를 겪던 중에 큰일이 나버렸다. 친정아버지가 쓰러지신 것이다. 그때 알게 된 사실인데, 아버지는 당뇨병을 앓고 계셨다고 한다. 그로 인해 뇌출혈을 일으켜 쓰러지신 것이라고 했다.

내 이야기를 꺼내 미안하지만, 나는 어릴 때부터 몸이 약한 편이었다. 고열이 잦아 거의 한 달에 한 번은 40℃까지 열이 오르는 경험을 했다. 게다가 약을 먹어도 부작용이 생기기 쉬운 체질이었다. 약을 먹으면 바로 입 안에 염증이 생겨서 아무것도 먹지 못하였다. 부모님은 그런 나를 적절한 식이조절로 정성 들여 키워주셨다.

내가 약사가 되는 길을 택하였던 이유 중에는 어렸을 때 받은 부모님의 은혜에 보답한다는 뜻도 있었다.

아버지는 "우리 집안은 암도 당뇨병도 없는 집안이야!"라고 큰소리를 치곤 하셨지만, 내가 멀리 시집간 뒤에 쓸쓸한 심정을 달래려고 술을 입에 대면서 당뇨병을 얻으신 모양이다. 당뇨병 자체는 초기인 것 같았지만, 살이 너무 쪄서 다이어트를 하겠다는 다짐을 나에게 전화로 알린 그 이튿날 아침에 쓰러지신 것이다. 평소에 "죽을 때는 후딱 죽을 거야"라는 말을 입버릇처럼 하시던 아버지는 그렇게 쓰러지신 뒤에 두번 다시 이전의 생활로 돌아갈 수 없게 되셨다. 아버지는 나를 약사로 키워주셨는데, 불효자인 나는 아버지를 건강한 몸으로 회복시키지 못한 것이다.

주위 사람들이 아무리 애를 써도 합병증인 뇌출혈·뇌경색·심근경색이라는 혈관장애를 예방할 수 없다는 것이 당뇨병의 무서운 점이다. 이책으로 많은 사람들이 당뇨병의 실체를 깨닫는다면 아버지의 은혜를 대신 갚을 수 있지 않을까 생각한다.

약을 쓰지 않고 당뇨병을 개선하는 방법을 연구하는 과정에서 나는 새로운 사실을 발견하고는 적잖이 당황했던 기억이 있다. 당뇨병은 뚱뚱한 사람만 걸린다고 생각했는데, 약국에 오는 환자 수의 절반 이상이 날씬한 사람들이었다! 더욱이 환자들의 입에서는 "왜?"라는 소리가 터져나왔다.

"왜, 이렇게나 많이 살을 뺐는데도 혈당이 낮아지지 않죠?"
"왜, 씹는 것만으로 혈당이 낮아지나요?"

"왜, 술을 마시면 안 되죠?"

"왜, 체지방율이 높아졌죠? 왜? 왜? 왜……?"

당뇨병은 뚱뚱한 사람이 걸리는 질환이라고 생각하기 쉽다. 나도 처음에는 그런 생각이 들어서 먼저 비만과 싸우려고 애썼다. 하지만 금세 벽에 부딪히고 말았다. 왜냐하면 당뇨병을 개선하고자 체중을 줄이려고 약국을 찾아온 환자들의 반수가 '보통' 내지는 '마른' 체형이었기 때문이다. 어쩌면 병이 생겼을 때는 비만했을 수도 있다. 의사가 쓴 논문들을 찾아서 읽어봐도 경향은 같았다. 하지만 약국을 찾은 환자들은 이미 비만의 범위를 벗어나 있었다. 이런 상황에서는 체중을 줄이려고 지도할 필요가 없었다. 너무 야위게 되면 오히려 위험요소가 증가하는 까닭이다.

그래서 당뇨병 환자들을 현 시점에서 식사 감량이 필요한 사람(②)과 필요하지 않은 사람(①)으로 나누어보았다(11쪽 도표 참조). 열량 섭취가 필요 이상으로 많은 사람은 식사량을 줄여서 먼저 비만 문제를 해결하는 게 중요하다. 많이 먹어서 병이 생긴 유형이니까 식습관을 고치거나 체중을 줄이면 병세를 개선하기 쉽지만 열량 소비가 원활하지 않은 사람에 관해서는 대책을 찾기가 쉽지 않았다. 대사율을 높여 열량 소비를 개선해주고 싶었으나 방법을 알 수 없었다. 야윈 사람이 식사

식사량을 줄여야 할까?

현재
당뇨병을
앓고 있다.

살이 빠졌는데도
당뇨병은
그대로다.

비만이라 할 만큼
살이 찌지는 않았는데
당뇨병에 걸렸다.

지금도 살이 쪘으며
당뇨병을
앓고 있다.

① [원인]
**열량 소비가
원활하지 않은 사람**

② [원인]
**열량 섭취가
지나친 사람**

[대책]
**열량 소비를
개선할 필요가 있다.**

[대책]
**식사량을 줄여서
먼저 비만 문제를
해결할 필요가 있다.**

량을 줄여서 영양소가 부족해지면 대사작용이 더욱 떨어져 병세가 더 나빠질 수 있기 때문이다.

어떻게 지도하는 것이 좋을까 하고 방법을 찾던 중에 우연히 놀랄 만한 논문을 발견하였다. 국립건강영양연구소 니시무타 마모루가 쓴 〈아연 섭취의 중요성 및 현상-아연은 왜, 어느 정도 필요한가?〉《식품화학》1995년〉가 그것이다. 세상에 널리 알려지지는 않았지만 '영양소, 특히 아연으로 당뇨병을 개선할 수 있다'라는 연구 결과를 국가기관에서 오래 전부터 주장하고 있었던 것이다. 이 논문의 요점은 이러하다.

'활성이 높은 세포에는 아연이 많이 들어 있으며, 아연을 잃은 세포는 활성이 떨어진다.'

이어서 '(1)암 예방과 아연, (2)당뇨병과 아연, (3)뼈 건강과 아연'이라는 제목으로 간략하게 내용을 기록한 후 다음의 글이 나온다.

'정부가 아연 의약품의 국내 판매를 허가하지 않아서 암이나 당뇨병 환자에게 아연을 투여하는 의료기관이 없다. 그래서 임상자료도 부족하다. 앞으로는 환자가 아연이 풍부한 식품을 직접 섭취하여 스스로 암, 당뇨병, 골다공증, 피부병 등을 극복하는 성과를 올리는 날이 올지도 모른다.'

이 문구는 굉장히 충격적이었다. 의료인의 한 사람으로서 당뇨병으로 고통받는 환자에게 "과식이 원인이다"라는 말을 그동안 너무 쉽게 하지는 않았는지 스스로 반성하는 계기도 되었다. 하지만 이는 어디까지나 환자 스스로 판단하고 풀어야 하는 숙제이다. 나는 약사로서 환자 여러분이 이 문제를 해결하는 데 기꺼이 협력할 것이다.

책의 앞머리(4~5쪽 참조)에서 제시한 '당뇨병 자가검진 체크 리스트'의 문항은 모두 영양소와 관련이 있다. 당신은 몇 개나 해당하는가?

사실 오늘날의 의료계에는 '영양소를 보충한다'는 개념이 결여되어 있다. 즉 영양소 처방은 건강보험으로 처리되지 않는다. 건강보험이 적용되지 않는 비용을 의료비로 인정하지 않는 의사나 의료 종사자가 많은 게 현실이다. 그렇다 보니 당뇨병 환자가 복용할 약의 종류가 늘어나는 것도 염려된다. 합병증도 마찬가지지만, 평소와는 다른 증세가 나타나면 의사는 새로운 질환을 의심하여 약을 처방하지만, 약사인 나는 그간에 먹었던 약의 부작용을 의심한다. 약을 먹지 않거나, 더 적은 약으로 증상이 개선되기를 바라면서.

이 책에는 부족한 영양소를 보충해야 하는 필요성과 너무 많이 섭취한 것을 줄이는 방법이 담겨 있다. 당뇨병에는 식이요법과 운동요법이 필요하다고 하는데 운동에 관해서는 적게 실었다. 왜냐하면 약국을 운영하면서 '영양을 적절히 보충한 뒤에 식이요법을 실행하지 않으면 운동 효과를 보기 어렵다'는 사실을 깨달았기 때문이다.

제1장에서 얘기할 주제는 '너무 많이 섭취한 음식은 줄이고, 모자라는 영양소는 보충하자'이다. 당뇨병은 대사가 잘못되어 생기는 질환이라고 한다. 섭취한 탄수화물(당질·당분)이 에너지로 원활히 바뀌지 않으면 피로가 쌓이는데, 식사량을 줄이면서 영양소를 보충할 수 있는 식이요법으로 원래의 대사능력을 회복하게 하는 방법이다.

영양소 보충으로 당뇨병을 치료할 수 있다는 발상은 '부족한 영양을 보충한다'라는 아주 간단한 생각에서 나왔다. '대사 과정에 필요한 비타민이나 미네랄 같은 영양소가 부족하더라도 포도당이 원활히 에너지로 바뀔 수 있을까? 비타민과 미네랄이 부족하면 섭취한 3대 영양소(단백질·지방·탄수화물)가 체내 어딘가에서 남아돌지는 않을까? 정말로 대사에 영양소가 필요하다면 먼저 이들 영양소를 보충해보는 것이 어떨까?' 이처럼 단순한 의문이 계기가 되어 이끌어낸 해결책이다.

혈당 조절과 관계가 깊은 장기, 즉 간에 관한 설명은 제2장에 실었다. 제3장에서는 필요한 영양소를 설명한다. 물론 약과 마찬가지로 영양소도 잘못 사용하면 부작용이 생길 수 있다. 이미 인슐린 주사를 맞기 시작한 사람은 특히 조심해야 한다. 부족한 영양소를 보충하여 대사능력을 회복하면 인슐린과다증으로 저혈당을 일으킬 수 있기 때문이다.

영양소가 부족해진 데에는 원인이 있기 마련이다. 제4장을 참고하여 영양소가 부족하지 않도록 생활습관을 바꾸어 당뇨병을 예방하거나 잘 관리해야 한다. 건강을 회복하는 방법은 제5장에 소개되어 있다.

자, 이제 16~17쪽의 플로차트를 참고하여 당뇨약 끊기에 힘차게 도전해보자. 젊음을 되찾은 멋진 자신의 모습을 그리면서.

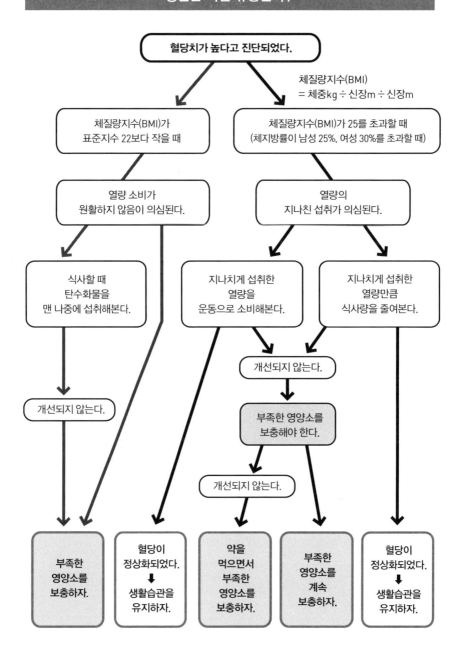

생명 유지에 필요한 5대 영양소

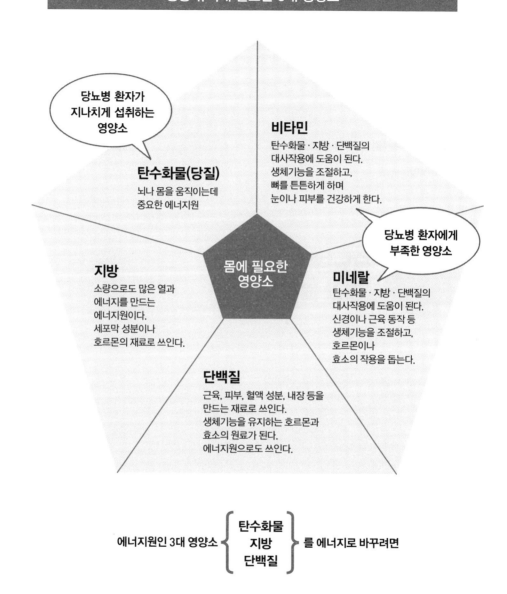

당뇨병 환자가 지나치게 섭취하는 영양소

탄수화물(당질)
뇌나 몸을 움직이는데 중요한 에너지원

비타민
탄수화물 · 지방 · 단백질의 대사작용에 도움이 된다. 생체기능을 조절하고, 뼈를 튼튼하게 하며 눈이나 피부를 건강하게 한다.

당뇨병 환자에게 부족한 영양소

몸에 필요한 영양소

지방
소량으로도 많은 열과 에너지를 만드는 에너지원이다. 세포막 성분이나 호르몬의 재료로 쓰인다.

미네랄
탄수화물 · 지방 · 단백질의 대사작용에 도움이 된다. 신경이나 근육 동작 등 생체기능을 조절하고, 호르몬이나 효소의 작용을 돕는다.

단백질
근육, 피부, 혈액 성분, 내장 등을 만드는 재료로 쓰인다. 생체기능을 유지하는 호르몬과 효소의 원료가 된다. 에너지원으로도 쓰인다.

에너지원인 3대 영양소 { **탄수화물** **지방** **단백질** } 를 에너지로 바꾸려면

각 영양소에 알맞은 비타민과 미네랄이 필요하다. 당뇨병이라면 3대 영양소 중에서도 특히 탄수화물(당질)을 필요 이상으로 섭취하고, 비타민과 미네랄은 부족한 상태이다.

제1장

당뇨병의 원인은 '영양 불균형'이다

제2장 간이 건강하면 당뇨병도 예방된다

제3장 비타민과 미네랄, 특히 '아연'은 반드시 챙겨라

제4장 이렇게나 잘 먹는데 영양 결핍이라니…

제5장 혈당 다이어트로 당뇨병을 잡는다!

제1장

당뇨병의 원인은 '영양 불균형'이다

당뇨병을 둘러싸고 많은 오해가 떠돈다.

그중 하나가 당뇨병은 '과식'으로 생긴다는 통설이다.

하지만 관점을 달리해 생각하면

'당뇨병은 영양 불균형으로 생긴 병'이라는 사실을 알 수 있다.

당뇨약을 먹어도 치료 효과가 나지 않는 이유는

당뇨병의 원인을 잘못 짚었기 때문이다.

이번 장에서는 당뇨병의 원인에 대한 오해들을 풀면서

실제로 치료 효과를 거둘 수 있는 대처법을 소개한다.

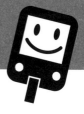

당뇨병보다
무서운 것은
합병증이다

당뇨병은 자각증상이 없다가 갑자기 생명을 위협하는 무서운 질환이다. 당뇨병에 걸리면 급속히 혹은 몇 년 안에 만성합병증이 생긴다. 수많은 합병증 가운데서도 특히 치명적인 것은 심근경색·뇌출혈·뇌경색 등 혈관이 파열되는 혈관장애이다. 당뇨병에 걸리면 혈당이 높아지는 현상만으로 동맥경화의 진행이 빨라지고 혈관이 터질 위험에 닥치는 것이다. 말하자면 죽을 때까지 폭탄을 안고 사는 것과 같다.

당뇨병이 얼마나 위험한지는 수치를 통해 확인할 수 있다. 당뇨병 환자가 심근경색을 일으킬 확률은 건강한 사람의 2~3배이고, 당뇨병에 걸릴 위험성이 큰 사람의 1.5~2배에 이른다. 또 건강한 사람보다 뇌출혈·뇌경색이 발병할 확률은 2~3배, 암에 걸릴 확률도 3배 정도 높다. 일본에서만 당뇨병으로 연간 6000개 이상의 눈이 시력을 잃고, 3000개 이상의 다리가 잘려나간다. 당뇨병이 악화되어 인공투석을 받기 시작하는 환자의 수는 신부전 환자 8000명을 훨씬 웃도는 연간 1만 6000명 이상이다. 이 숫자는 현재 투석 중인 전체 환자 수의 3분의 1에 해당한다.

당뇨병은 이렇게나 무섭다. 더구나 합병증이 나타날 때까지 별다른 자각증상이 없다. 살며시 다가와 체내의 도로인 혈관을 좀먹어서 뇌혈관이나 심혈관까지 단숨에 손상시킨다. 편안히 일상을 보내던 사람이 3분 뒤에 갑자기 목숨을 잃는가 하면, 감기에 걸린 게 화근이 되어 대엿새 만에 세상을 떠나는 경우도 있다. 만성질환이지만 짧은 기간 내에 인생을 끝내게도 하는 무서운 면이 있다.

그렇다면 당뇨병 합병증에 대처할 방법은 없는 것일까? 실은 그렇지도 않다. 건강을 적절히 관리하면 혈관장애의 발병 위험을 줄일 수 있고, 합병증이 생기는 시기도 늦출 수 있다.

혈관장애 이외의 당뇨병 합병증은 대체로 발병 시기를 예측할 수 있다. 당뇨병의 대표적인 3대 합병증에는 말초신경장애, 당뇨병 망막증, 당뇨병 신증이 있는데, 그 발병 시기를 정리하면 다음과 같다.

- **말초신경장애** : 당뇨병에 걸린 지 약 3년 후부터 발병
- **당뇨병 망막증** : 당뇨병에 걸린 지 약 5년 후부터 발병, 실명의 원인
- **당뇨병 신증** : 당뇨병에 걸린 지 약 8년 후부터 발병, 투석이 필요

당뇨병에 걸렸는데도 아무런 노력을 하지 않으면 위의 예측대로 합병증이 발병할 위험이 크다. 하지만 식사관리를 비롯한 생활습관을 개선하면 발병 시기를 얼마든지 늦출 수 있다. 당뇨병 치료에 무엇보다 생활습관 개선이 중요하다고 하는 이유가 여기에 있다.

또한 조기 발견, 조기 치료(자기관리)가 필수다. 자신의 몸 상태를 재빨리 파악하여 건강을 관리하는 게 중요하다. 젊은이들 중에는 건강검진을 받지 않거나, 받아도 치료를 하지 않는 사람이 꽤 있는데 이는 매우 위험하다. 무서운 사례를 들면, 시력이 나빠서 안과 진찰을 받다가 당뇨병이 발견되어 졸지에 당뇨병 망막증 치료를 시작한 환자도 있다.

만일 돈이나 시간이 없어서 건강검진을 받을 수 없다면 하다못해 헌혈이라도 정기적으로 할 것을 권한다. 채혈한 뒤에 혈액검사 결과를 보내주는데 그것으로 자신의 건강 상태를 확인할 수 있다.

∷ 당뇨병 환자는 자기관리를 소홀히 하면 생명이 위태롭다

3 대 합병증이 생기는 시기

0년 **혈관장애** 심근경색, 뇌출혈, 뇌경색

3년 **말초신경장애**

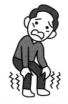

저리다.

5년 **단순한 망막증**

당뇨병으로 안저출혈이 생기고 망막이 벗겨진다.

8년 **초기 당뇨병 신증** 알부민이 아주 적다.

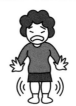

붓는다.

10년 **만성 당뇨병 신증** 간헐적으로 단백뇨가 나타난다.

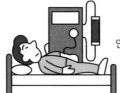

인공투석

약에
의존할수록
회복이 어렵다

당뇨병 환자 중에는 '겁낼 거 없어, 약만 먹으면 혈당이 조절돼!'라며 당뇨병을 너무 쉽게 여기는 사람이 있다. 약으로 치료하는 것도 중요하다. 실제로 병원과 약국에서는 반드시 약을 먹도록 처방한다. 하지만 약의 첨부 문서에는 '약을 안 먹어도 낫는 병이다'라는 글귀가 적혀 있다. 이는 의료기관 참고용 설명서에 있는 내용인데, 약의 복용에 관해서는 이러한 조건이 달려 있다.

【효능·효과】

제2형 당뇨병

단, 아래에 적힌 치료법으로도 충분한 효과를 얻을 수 없을 때에 국한한다.

① 식이요법·운동요법만으로 치료한다.
② 식이요법·운동요법에 추가로 설포닐요소(sulfonylurea)계 약을 사용하여 치료한다.
③ 식이요법·운동요법에 추가로 티아졸린(thiazoline)계 약을 사용하여 치료한다.
④ 식이요법·운동요법에 추가로 비구아나이드(biguanide)계 약을 사용하여 치료한다.

'단, 식이요법·운동요법만으로 충분한 효과를 얻을 수 없을 때에 국한한다.'

식이요법·운동요법을 적절히 실천한다면 약을 안 먹어도 당뇨병(한국인·일본인에게 많은 제2형 당뇨병)의 개선 효과를 볼 수 있다는 말이다. 반면에 약으로만 치료하려고 한다면 먹어야 할 약만 늘어날 뿐 당뇨병은 낫지 않는다.

실제로 나는 30년 넘게 약국을 경영하고 있지만 당뇨약을 먹고 완치됐다는 이야기를 들은 적이 없다. 어느 의사 단체가 실시한 추적조사에서는 약을 늘리거나 주사를 놓아도 낫기는커녕 서서히 악화된다는 결과도 있다.

더욱이 약에는 으레 부작용이 따른다. 무엇보다도 주의해야 할 부작용은 저혈당이다. 저혈당이 되면 몸의 중추인 뇌 기능이 중지되어 목숨까지 위태로워진다. 왜냐하면 포도당이 뇌의 유일한 활동 에너지원이기 때문이다. 게다가 당뇨약의 대부분은 극약으로 지정되어 있다. 당뇨약이 이토록 위험하다는 사실을 꼭 기억해야 한다.

당뇨병은
영양이 부족해 생기는
증상이다

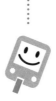

　당뇨병은 의사가 처방한 약만 먹어서는 호전되거나 완치되기 어려운 병이다. 그렇다면 약을 먹으면서 자기관리를 철저히 하고 생활을 개선한다고 해서 당뇨병이 호전될까? 그렇게 되면 좋겠지만, 그래도 병이 나아지지 않는 환자가 꽤 있다. 식사를 거르거나 운동요법을 실천하는데도 증세가 나빠지는 사람이 있다는 말이다.

　왜 그럴까? 나는 그 이유를 밝히기 위해 연구한 끝에 하나의 결론을 얻었다. 그것은 바로 '포식(飽食) 시대의 영양 부족'이라는 충격적인 사실이다. 당뇨병은 과식 때문에 생기는 병으로 알고 있지만 실은 정반대이다. 즉 영양소가 모자라서 생기는 '부족 병'이다. 그러므로 부족한 영양소를 보충하면 증세는 호전된다.

따라서 약 복용이나 식이요법·운동요법을 실천했는데도 당뇨병이 호전되지 않으면 영양을 보충해야 한다. 그렇지 않으면 당뇨약을 아무리 오래 먹어도 나을 가능성이 희박하다. 초등학교 때 배운 3대 영양소를 기억해보자. 여기에 당뇨병을 다스리는 열쇠가 숨어 있다.

당뇨병을 다스리는 열쇠, 영양소

우리가 먹은 음식은 체내에서 대사를 거쳐 에너지로 변한다. 그 에너지의 재료가 되는 물질을 3대 영양소라고 한다. 이들 영양소, 즉 탄수화물(당질)·지방·단백질이 에너지로 바뀌는 작용을 돕는 물질이 비타민 B_1, 비타민B_2 등과 철·아연·마그네슘 등의 미네랄이다.

대사를 촉진하는 비타민이나 미네랄이 부족하면 애써 섭취한 3대 영양소가 에너지로 바뀌지 못하고 체내에 남아돌게 된다. 이와 같은 상태가 혈액 속에서 일어나면 고혈당·고지혈증이 되며, 지방 세포에 축적되면 비만으로 이어져 혈당이 올라가는 사태를 일으킨다. 이것이 당뇨병의 원인 가운데 하나이다. 비타민이나 미네랄이 부족해서 고혈당이 되었다면 당뇨약을 먹거나 식사량을 줄이는 것만으로는 증상이 개선되지 않는 게 당연하다.

비타민은 음식물 속에 매우 적게 함유된 유기물이다. 그중에서도 비타민B군이 부족하면 포도당의 대사가 일어나지 않는다. 비타민B군은 체내에서 합성될 수도 없다. 한편 미네랄(무기물)은 우리 몸의 구성요소인 동시에 몸을 제대로 움직이게 한다. 너무 많거나 적어도 병이 생긴다. 이를테면 미네랄 가운데 철이 부족하여 빈혈 상태가 되면 당의 대사가 충분히 이루어지지 않는다. 대사작용에 필요한 만큼 비타민이나 미네랄을 먹지 않으면 건강을 유지할 수 없는 것이다.

3대 영양소와 비타민·미네랄의 균형이 깨지는 순간 병이 생긴다

35쪽의 도표를 보면서 생각해보자. 섭취한 3대 영양소의 양을 ▨, 3대 영양소에 알맞은 비타민·미네랄의 양을 ▨, 만들어진 에너지의 양을 ▨으로 표시하였다.

3대 영양소는 제각기 짝이 맞는 비타민·미네랄이 있어야만 전량이 에너지로 바뀌고, 그 에너지는 몸속에서 기력과 체온으로 변한다. 35쪽의 도표는 건강한 사람과 당뇨병 환자의 대사를 나타낸 것이다. 당뇨병 환자의 경우 섭취한 3대 영양소와 비타민·미네랄의 균형이 무너져 있다.

영양의 불균형은 체형과는 관계없다. 여의었든 뚱뚱하든 섭취한 3대 영양소에 비하여 비타민·미네랄이 부족하면 영양 부족이다. 몇 번이나 강조했듯이 영양 부족을 개선하지 않으면 혈액 속의 포도당을 세포 안으로 들여보낼 수 없고, 설령 들여보내더라도 에너지로 바뀌지 않는다. 그렇기에 식이요법을 할 때는 단순히 식사량을 줄이는 것이 아니라 부족한 영양을 보충하는 것이 가장 중요하다. 이점을 기본으로 하여 투약·식이요법·운동요법을 적절히 맞추면 증세를 호전시킬 수 있다.

당뇨병은 비만한 사람이 걸리는 질병으로 생각하기 쉬우나 당뇨병 발병자의 50%가 BMI(체질량지수) 25 미만의 보통 체형이다. 우리 약국에 오는 환자들을 보더라도 BMI 25 미만이 52%이며, 그중에서 BMI 22 미만의 마른 체형은 44%나 된다. 마른 체형인데도 불구하고 의사에게서 식사량을 줄이라는 지시를 받는 환자도 꽤 있다.

일본후생노동성이 2002년에 발표한 '비만 지수와 사망률의 관계'를 보면 비만한 사람과 여윈 사람의 사망률이 통계적으로 확실히 높았다. 《일본보험학회지 85》(1987년 발행)에 실린 당뇨병 환자의 비만도, BMI, 사망률에 관련된 자료를 보아도 경향이 같았다. 이런 자료를 통하여, 당뇨병은 체중 감량만으로 치유할 수 없다는 결론을 얻을 수 있다. 오히려 여윈 사람이 식사량을 줄이면 증상이 더 나빠질 위험성이 커진다. 식사량이 줄어들면 인체에 기본적으로 필요한 비타민이나 미네랄의 양마저 줄어들기 때문이다.

▪▪ 3대 영양소와 비타민·미네랄의 균형이 중요하다

하루의 영양 균형에 따른 건강 상태

■ 섭취한 3대 영양소(탄수화물 · 지방 · 단백질)

■ 섭취한 비타민 · 미네랄

■ 식사로 얻은 에너지(기력과 체온)

건강한 사람

| 탄수화물 지방 단백질 | ＋ | 비타민 미네랄 | ⇒ | 에너지 (기력, 체온) |

에너지원인 3대 영양소(탄수화물 · 지방 · 단백질)에 맞는 비타민과 미네랄을 섭취한다. 그 결과 영양소 전부를 에너지로 바꾸어 몸속에서 소비하므로 남는 게 없다.

비만 · 당뇨병 · 고지혈증 환자

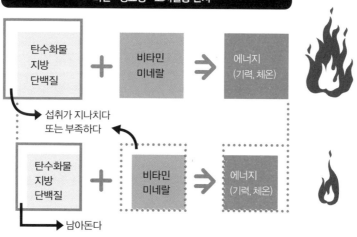

탄수화물 지방 단백질 ＋ 비타민 미네랄 ⇒ 에너지 (기력, 체온)

섭취가 지나치다 또는 부족하다

탄수화물 지방 단백질 ＋ 비타민 미네랄 ⇒ 에너지 (기력, 체온)

남아돈다

비타민·미네랄이 부족하면 운동 효과도 줄어든다

당뇨병을 치료하려면 운동이 필요하다고들 한다. 하지만 개중에는 운동을 하면 피곤만 할 뿐 증상이 호전되지 않는다는 사람도 있다. 이런 현상도 영양소와 관련이 있다. 적당히 운동하면 포도당이 인슐린의 도움 없이도 세포 속으로 운반되지만, 이를 분해하여 에너지로 바꾸기 위해서는 비타민과 미네랄이 꼭 필요하다. 39쪽의 도표에 그 이유와 과정이 잘 설명되어 있다.

장에서 흡수되어 세포로 운반된 포도당이 대사 과정을 거쳐 에너지로 바뀌려면 세포 안을 한 바퀴 돌아서 3단계의 대사 경로를 거쳐야 한다. 식사로 섭취한 탄수화물(밥)이 3단계의 경로를 거칠 때는 비타민과 미네랄이라는 영양소의 도움을 받아야 하며, 화살표 방향으로 한 바퀴 돌아야 에너지로 바뀐다. 전부 에너지로 바뀌고 나면 물과 이산화탄소는 배설되고 아무것도 남지 않는다.

만약 비타민과 미네랄 등의 영양소가 부족하면 포도당이 인슐린이나 운동요법의 도움으로 세포로 운반되더라도 대사작용은 일어나지 않는다. 결과적으로 포도당은 에너지로 변하지 못하여 소비되지 않는다. 도리어 지방이나 콜레스테롤을 만드는 쪽으로 대사 경로가 바뀌어버린다. 혈당을 낮추는 유일한 호르몬인 인슐린이 포도당을 세포에 들여보낼 때도 미네랄이 필요하다.

다시 말해 당뇨병을 개선하는 핵심은 부족한 영양소를 보충하는 것이다.

비타민·미네랄이 부족하면 운동 효과도 줄어든다

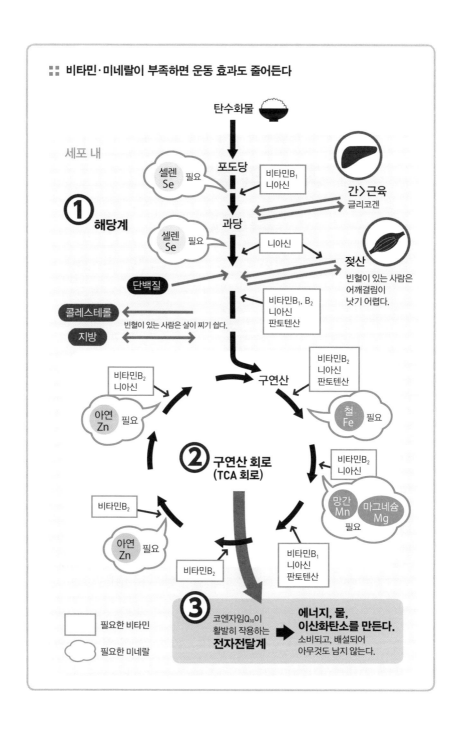

세포 내

① 해당계

탄수화물

포도당

셀렌 Se 필요

비타민B₁
니아신

간 > 근육
글리코겐

과당

셀렌 Se 필요

니아신

젖산
빈혈이 있는 사람은
어깨결림이
낫기 어렵다.

단백질

비타민B₁, B₂
니아신
판토텐산

콜레스테롤

지방

빈혈이 있는 사람은 살이 찌기 쉽다.

구연산

비타민B₂
니아신
판토텐산

비타민B₂
니아신

아연 Zn 필요

철 Fe 필요

**② 구연산 회로
(TCA 회로)**

비타민B₂
니아신

비타민B₂

망간 Mn   마그네슘 Mg
필요

아연 Zn 필요

비타민B₂

비타민B₁
니아신
판토텐산

③ 코엔자임Q₁₀이
활발히 작용하는
전자전달계

**에너지, 물,
이산화탄소를 만든다.**
소비되고, 배설되어
아무것도 남지 않는다.

☐ 필요한 비타민

☁ 필요한 미네랄

체형을 기준으로 치료의 방향을 잡는다

당뇨병 환자의 상태는 크게 '섭취열량의 과다'와 '소비열량의 부족'으로 나눌 수 있다.

섭취열량이 너무 많은 상태(41쪽 도표에서 '과다한 사람')는 먼저 식사량을 줄여 비만에서 벗어나면 증세 호전의 길이 열린다. 이에 반하여 섭취한 열량을 전부 소비할 수 없는 상태(41쪽 도표에서 '부족한 사람')는 열량 소비를 개선해야만 증세를 호전시킬 수 있다. 열량 소비를 개선하려면 앞서 설명한 것처럼 비타민과 미네랄을 보충해주어야 한다.

∷ 과하거나 부족해도 혈당은 오른다

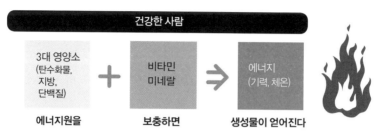

건강한 사람

3대 영양소
(탄수화물,
지방,
단백질)

에너지원을

＋

비타민
미네랄

보충하면

⇒

에너지
(기력, 체온)

생성물이 얻어진다

에너지원인 3대 영양소와 비타민·미네랄이 균형을 이루어 과부족이 없으므로 먹은 게 전부 에너지로 바뀐다. 하지만 3대 영양소의 섭취가 지나치게 많거나 비타민·미네랄이 모자라면 영양의 균형을 잃어버리므로 3대 영양소 중 탄수화물·지방이 남아돌아 혈액 속에 떠돌거나 지방세포에 쌓인다.

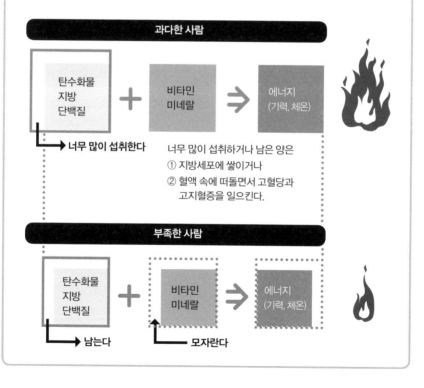

과다한 사람

탄수화물
지방
단백질

→ 너무 많이 섭취한다

＋

비타민
미네랄

⇒

에너지
(기력, 체온)

너무 많이 섭취하거나 남은 양은
① 지방세포에 쌓이거나
② 혈액 속에 떠돌면서 고혈당과
　 고지혈증을 일으킨다.

부족한 사람

탄수화물
지방
단백질

→ 남는다

＋

비타민
미네랄

→ 모자란다

⇒

에너지
(기력, 체온)

당뇨병 치유의 핵심은 3대 영양소의 하나인 탄수화물(당질)과 비타민·미네랄의 균형을 잡는 일이다. 다음의 두 가지 해결책이 기본이다.

- 부족한 비타민과 미네랄을 보충한다.
- 과다하게 섭취하는 3대 영양소를 줄여야 한다. 특히 탄수화물을 중점적으로 줄인다.

자신의 상태가 '보충'과 '줄임' 중에서 어디에 해당하는지 파악하여 체중·체온·몸 상태를 관찰하면서 자기관리를 하면 되는 것이다.

섭취열량과 소비열량을 따져 생각해보면 당뇨병 환자는 체형을 기준으로 비만형, 보통형, 마른형으로 구분할 수 있다(43쪽 도표). 각 체형의 당뇨병 환자가 가진 공통점은 섭취한 3대 영양소보다 비타민·미네랄이 부족하다는 것이다. 즉 남게 되는 3대 영양소는 혈액 속에 떠돌다가 고혈당과 고지혈증을 일으키거나 지방세포에 쌓여서 체지방의 비율을 높이게 된다.

:: 영양소 과부족의 개선책

모자라는 만큼 보충하면 호전된다.

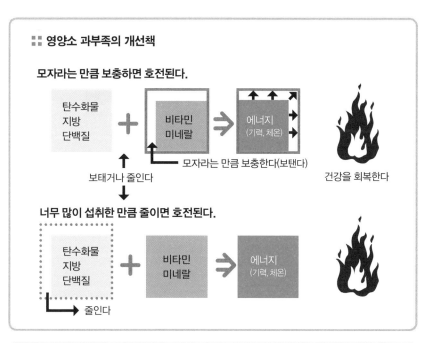

탄수화물
지방
단백질

＋

비타민
미네랄

⇒

에너지
(기력, 체온)

모자라는 만큼 보충한다(보탠다)

보태거나 줄인다

건강을 회복한다

너무 많이 섭취한 만큼 줄이면 호전된다.

탄수화물
지방
단백질

＋

비타민
미네랄

⇒

에너지
(기력, 체온)

줄인다

:: 3가지 체형으로 분류되는 당뇨병 환자

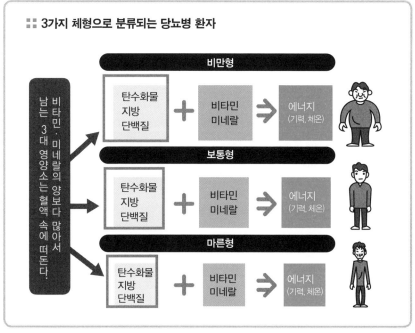

남는 3대 영양소는 혈액 속에 떠돈다.

비타민·미네랄의 양보다 많아서

비만형

탄수화물
지방
단백질

＋

비타민
미네랄

⇒

에너지
(기력, 체온)

보통형

탄수화물
지방
단백질

＋

비타민
미네랄

⇒

에너지
(기력, 체온)

마른형

탄수화물
지방
단백질

＋

비타민
미네랄

⇒

에너지
(기력, 체온)

혈액검사 결과를 보면
보충해야 할
영양소가 보인다

영양소를 효과적으로 보충하는 데 중요한 지표가 되는 게 혈액검사 결과이다. 검사 결과에는 영양을 관리하는 데 중요한 정보가 담겨 있어서 병의 경과를 스스로 확인할 수 있다(46~47쪽 참조).

그러니 최근의 혈액검사표는 수시로 볼 수 있도록 가까이 두는 게 좋다. 검사할 때의 몸 상태나 환경도 적어두자. 원래 수치가 높은지 아니면 낮은지, 이번만 높았던 건지, 집안 대대로 높은지, 천천히 나빠지는지, 빨리 나빠지는지, 짐작되는 원인이 있는지 등을 같이 적어놓으면 여러 가지 판단을 내리는 데 도움이 된다.

당뇨병 치료는 빨리 발견해서 빨리 원인을 치료하는 것이 제일 중요하다. 건강검진에서는 검사 기준이 조금 엄격하다는 생각이 들 정도로 '지도·재검사가 필요하다'는 등의 결과가 나올 수도 있다. 그럴 때는 검사에 걸린 게 도리어 잘되었다고 받아들여 병이 생기기 전에 건강 관리를 시작할 기회로 삼자.

당뇨병을 진단하기 위한 당부하시험(糖負荷試驗)을 다시 할 때는 인슐린이 충분히 분비되는지 자세히 상황을 파악할 수 있으므로 이를 관리의 기준으로 삼아도 좋다.

혈당이 정상이어도 개선할 항목을 찾아보자 (진단은 의사에게 받자)

체형이 여위었는데도 체지방률이 높다면 단순한 영양 부족일 수 있다.

낮은 수치는 전신의 상태가 나쁘다는 의미(→77~81쪽). 수치가 낮으면 몸이 붓는다.

높으면 심근경색의 위험이 더 커진다.

고혈당이더라도 인슐린이 분비되고 있으면 수치가 높고, 인슐린이 분비되지 않으면 수치가 낮다.

고혈당이 계속되면 칼슘이 부족해진다.

칼슘이 부족하면 혈압이 오른다.

고혈당이며 수치가 낮다면 활성산소를 처리하지 못하는 상태이므로 혈관이 위험하다.(→108~110쪽)

아연이 적고 동이 많으면 안절부절못하게 된다.

수치가 작으면 인슐린의 원료가 부족하다.(→119쪽)

간 기능 장애가 생겼더라도 당 대사에 필요한 비타민B_6가 부족하면 수치가 낮아진다.(→125쪽)

단백질이나 아연이 부족하면 수치가 낮아진다.(→155쪽)

항목 명칭		검사치	기준치 범위(남)	단위
전신	신장			m
	체중			kg
	체지방률			%
	체질량지수(BMI)		18.5≦ <25	
	총 단백질(TP)		6.7~8.3	g/dl
	알부민(Alb)		4.55~5.72	g/dl
신장	요산(UA)			mg/dl
	요소 질소(UN)			mg/dl
전해질	나트륨(Na)		137~147	mEq/l
	칼륨(K)		3.5~5.0	mEq/l
	칼슘(Ca)		8.4~10.4	mg/dl
	혈청 철(Fe)		60~210	µg/dl
	페리틴		18.6~261	ng/ml
	구리(Cu)		70~132	µg/dl
	마그네슘(Mg)		1.9~2.5	mg/dl
	아연(Zn)		84~111	µg/dl
염증	CRP* 정량		0~0.30	mg/dl
간·담도	총 빌리루빈		0.2~1.2	mg/dl
	직접 빌리루빈		0.0~0.2	mg/dl
	AST(GOT)		10~40	IU/l
	ALT(GPT)		5~45	IU/l
	ALP*		100~325	IU/l
	γ-GTP*		~80	IU/l
췌장	아밀라아제		40~122	IU/l

뚱뚱한 사람은 살 빼는 방법을 생각해야 한다.(→195~201쪽)

수치가 낮으면 단백질이 부족하다. 즉 인슐린의 원료가 부족하다.(→127쪽)

평소에 술을 자주 마시면 수치가 높아진다.

수치가 낮으면 단백질이 부족하다. 인슐린의 원료가 부족하다.

인슐린의 분비가 과도하면 수치가 낮아진다

부족하면 동맥경화의 진행이 빨라진다. 많아도 좋지 않다.

낮다면 근본적으로 철분이 부족하다! 몸이 쉽게 피로해지고 감기에 걸리기 쉽다. 염증이나 지방간이 생기면 높아진다.

염증이 있다면 수치가 높다.

간 기능이 나쁘면 수치가 높다.

지방간이 있으면 수치가 높아진다.

간과 쓸개에 장애가 생기면 수치가 높다.

술을 마시면 수치가 높아진다.

46

항목 명칭	검사치	기준치 범위(남)	단위
혈당(수시 혈당)(BS)			mg/dl
공복 시 혈당(FBS)		70~109	mg/dl
헤모글로빈		4.3~5.8	%
유리지방산(FFA)		0.10~0.90	mEq/l
총콜레스테롤(TC)		120~219	mg/dl
LDL 콜레스테롤		65~139	mg/dl
HDL 콜레스테롤		40~95	mg/dl
중성지방(TG)		30~149	mg/dl
백혈구 수(WBC)		3300~9000	/mm³
적혈구 수(RBC)		430~570	만/mm³
혈색소량(Hb)		13.5~17.5	g/dl
적혈구 용적률(ht)		39.7~52.4	%
적혈구 체적 MCV		85~102	fl
혈소판 수		14.0~34.0	만/mm³
호염기구(Basco)		0.0~2.0	%
호산구(Eosino)		0.0~8.0	%
호중구(Neut)		40.0~75.0	%
림프구(Lympho)		18.0~49.0	%
단핵구(Mono)		2.0~10.0	%
망상적혈구(ret)		4~19	%
인슐린(공복 시)		18.6~28.1	μU/ml
인슐린저항성 지수			
단백 정성검사(오줌)		—	
당 정성검사(오줌)		—	

(혈당 그룹: 혈당(수시 혈당)(BS), 공복 시 혈당(FBS), 헤모글로빈)
(지방 그룹: 유리지방산(FFA), 총콜레스테롤(TC), LDL 콜레스테롤, HDL 콜레스테롤, 중성지방(TG))
(오줌 그룹: 단백 정성검사(오줌), 당 정성검사(오줌))

왼쪽 설명

간 기능이 나쁘더라도 수치가 높아진다. (→69~72쪽)

12시간 이상 단식하지 않으면 수치가 높아진다. (→72쪽)

안절부절못하거나 고혈당과 저혈당을 반복적으로 일으키는 사람은 수치가 낮더라도 그대로 당뇨병으로 발전한다.

건강검진으로 점검할 수 있다.

단백질이 부족해도 수치가 낮아진다.

세 항목의 수치가 모두 낮다면 단백질 부족 또는 근본적인 조혈력(造血力)의 개선이 필요하다.

수치가 높다면 스트레스를 받은 상태가 심하여 혈당치가 오르기 쉬워진다. (→84~88쪽)

수치가 낮다면 철분과 단백질이 부족하다. 고혈압이나 당뇨병으로 진단되기 쉽다.

합병증으로 신장 기능이 약해지면 (+)로 나타난다. (+)로 나타난다는 것은 평소 혈당치가 200을 초과하는 시간대가 있다는 증거이다.

오른쪽 설명

빈혈이 있다면 높게 나타난다. (→111~114쪽)

간식을 많이 먹으면 수치가 오른다.

수치가 낮은 사람도 저혈당을 주의해야 한다.

운동 부족의 증거가 나타난다.

과식하거나 운동이 부족하면 높아진다.

쌀을 주식으로 하면 분비가 저하하기 쉽다.(→94~99쪽) 원료가 부족하지는 않은가?

왜 높게 나타날까? 요산치가 높거나 내장 지방, 비만, 치주염 등 짐작되는 점이 없는가?

* CRP(C−reactive protein, C반응성단백) : 대표적인 급성기 반응물질. 급성기 반응물질이란 염증(감염, 자가면역질환 등)이나 조직 손상(외상, 수술, 심근경색, 종양)에 반응하여 양이 증가하거나 감소하는 물질을 말한다.
* ALP(alkaline phosphatase) : 알칼리성 인산분해효소
* γ−GTP(γ−gultamyltranspeptidase) : 감마글루타밀트란스펩티다제. γ−글루타밀기를 다른 펩타이드나 아미노산에 전이하는 것을 촉매하는 효소

저체온도
영양 부족이
원인이다

흔히 당뇨병 환자는 체온이 낮다고들 한다. 왜 당뇨병에 걸리면 체온이 낮아질까? 실은 이 현상도 영양소와 관련이 있다.

당뇨병 환자는 에너지원인 3대 영양소를 소비하는 데 필요한 비타민·미네랄의 섭취량이 부족하다. 이 때문에 본인이 섭취한 비타민·미네랄의 양만큼만 에너지를 만들어내는데, 그 영향으로 체온도 떨어지는 것이다. 즉 50쪽의 도표처럼 '에너지 불꽃'이 작아진다.

이렇게 체온이 낮고 좀처럼 살이 빠지지 않거나 혈당치가 낮아지지 않는 이유는 지방을 분해하고 혈당을 낮추는데 필요한 비타민·미네랄이 부족한 까닭이다. 저체온일 경우 당뇨병은 호전되지 않는다.

그런데 음식으로 영양소를 골고루 섭취해도 여전히 당뇨병을 안고 사는 사람들이 있다. 왜 그럴까? 그 이유는 우리 몸이 제각기 다르기 때문이다. 나이나 성별은 물론이고 운동량도 다르다. 게다가 기초대사량도 다르니 비타민과 미네랄의 필요량이 당연히 달라진다. 그래서 사람에 따라서는 식사만으로 비타민·미네랄 등의 영양소가 부족할 수도 있는 것이다. 영양소의 균형이 잡혔는지 아닌지를 판단하려면 아침에 일어나자마자 체온을 재보자. 자신의 몸에 맞게 음식으로 영양소를 골고루 섭취하면 대사에 적합한 수준으로 체온이 높아진다.

즉시 식사 내용을 바꾸기가 힘들다면 먹는 순서를 바꾸어보자. 탄수화물(당질)인 밥이나 빵은 제일 나중에 조금만 먹는 것이다. 그와 동시에 부족한 듯 싶은 영양소를 보충하자. 영양제라도 좋다. 먹은 음식이 에너지로 바뀌면 체온이 올라서 기력이 솟고 수면의 질도 좋아진다.

참고로 말하면, 당뇨병 환자가 의욕이 지나치거나 스트레스를 받고 교감신경이 너무 긴장하면 아침부터 체온이 높아진다. 이는 스트레스에서 헤어나지 못할 정도로 의욕이 지나치기 때문이다. 이런 유형의 환자 중에는 불면증에 시달리거나 수면을 짧게 취하는 사람도 꽤 있다. 이런 특징을 가진 사람은 갑자기 몸 상태가 나빠져서[마치 건전지가 다 닳은 상태와 같다] 꽃가루 알레르기나 우울증 등을 일으키기도 한다.

:: 체온이 낮으면 당뇨병이 호전되지 않는다

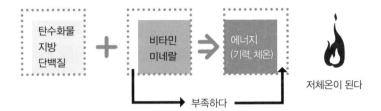

저체온이 된다

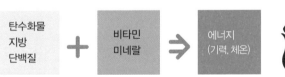

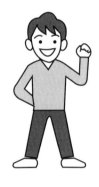

건강한 사람은 에너지원인 3대 영양소(탄수화물 · 지방 · 단백질)와 이에 맞는 비타민과 미네랄을 함께 먹으므로 전부 에너지로 바꾸어 체온과 기력을 만들 수 있다.

미네랄은 뇌에 작용하여 스트레스를 없앨 때는 물론이고 면역을 조절하여 알레르기를 방지할 때, 정신을 맑게 유지해주는 에너지 물질을 만들 때도 필요하다. 미네랄이 부족하면 우리 몸은 장기에 저장해둔 것을 꺼내 쓰는데, 이 때문에 몸에 여러 가지 이상이 나타나는 것이다.

갱년기 여성은
특별히
주의해야 한다

여성은 갱년기 이후에 당뇨병에 걸릴 확률이 2배로 늘어나고, 혈관장

애를 일으킬 위험도 커진다. 여성호르몬에는 대사기능을 유지해주는 작

용이 있는데, 갱년기가 되면 여성호르몬 분비가 감소해 대사기능이 저하

하면서 살이 찌기 쉽다. 또 뇌가 착각을 일으켜 과식도 자주 하게 되며,

혈당이 높아지면서 발생하는 활성산소로부터 몸을 보호하지 못한다.

자세히 설명하면 이러하다.

뇌는 배부른 것을 느끼는 포만중추신경과 거의 같은 부위에서 여성

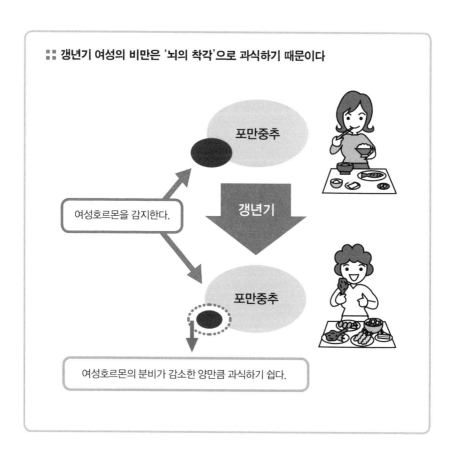

:: 갱년기 여성의 비만은 '뇌의 착각'으로 과식하기 때문이다

포만중추

여성호르몬을 감지한다.

갱년기

포만중추

여성호르몬의 분비가 감소한 양만큼 과식하기 쉽다.

호르몬도 감지한다. 그래서 갱년기가 되면 분비가 감소한 여성호르몬의 양만큼 포만감을 느끼기 어려워 더 많이 먹게 되고, 그로 인해 혈당이 오른다.

혈당이 오르면 온몸의 혈관에 활성산소가 많이 발생한다. 여성호르몬은 비타민C의 20배 정도로 항산화작용이 강하다고 한다. 이런 호르몬의 분비가 급격히 감소하므로 활성산소로부터 몸을 보호할 수 없어서 혈관장애와 같은 혈관 파열을 일으킬 위험이 크다. 더욱이 여성은 갱년기에 사회와 가정으로부터 스트레스를 많이 받는다. 갱년기 여성이 스트레스 때문에 과식하는 것은 이런 이유에서 매우 위험하다.

갱년기 주부가 과식하기 시작하면 가족도 적정 식사량을 초과하기 십상이라서 가족 전원이 비만해지고 만다. 주부는 한 가정의 예방의학과 전문의와 같다. 적정 식사량을 초과하지 않도록 한 사람씩 개별 접시에 음식을 담는 등 조금 더 수고해서라도 자신과 가족의 건강을 지켜야 한다.

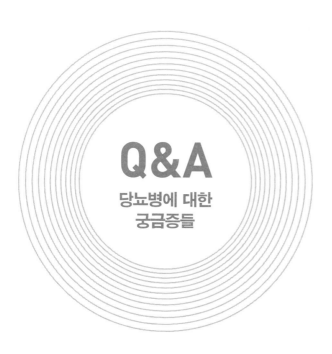

Q&A
당뇨병에 대한
궁금증들

Q 혈당이 높으면 왜 빨리 혈압을 낮추라고 하는가?

A 당뇨병은 혈압과 관계가 매우 깊다. 혈당치가 높으면 동맥경화가 진행되어 혈관이 굳어지는데, 그 때문에 혈압의 변화를 견디지 못하여 혈관이 파열되기 쉽다. 당뇨병에 걸리면 혈압을 관리하라고 하는 이유도 여기에 있다. 혈압이 높은 상태에서는 약한 충격에도 혈관이 찢어지거나 터지기 쉬워서 심근경색·뇌출혈·뇌경색 등의 혈관장애가 발병할 위험이 커진다.

혈당이 높은 사람의 혈관 안쪽이 매끄럽지 못하다. 포도당이 달라붙어서 염증을 일으켜 까칠까칠하고, 동맥경화로 말미암아 **뻣뻣하게 굳어**

있다. 이런 혈관이라면 혈액이 막힘없이 흐르기 어렵다. 즉 혈당이 높으면 높을수록 혈류를 방해하는 혈관 저항이 높아져 혈관의 질이 나빠진다. 다시 말하면 혈압이 쉽게 높아지므로 혈관 파열의 위험이 커진다.

고혈당인 혈관 상태를 체험할 좋은 방법이 있다. 큰 눈깔사탕을 입에 넣어 뺨 안쪽에 물고 있어보자. 잠시 후에 사탕을 움직이면 원래 사탕이 있던 위치의 피부가 뻣뻣하고 까칠까칠해져 있을 것이다. 고혈당인 사람의 혈관 상태가 이와 같다. 혈당이 높을 때는 온몸의 혈관 안쪽이 이처럼 까칠까칠하다. 고혈당인 사람의 혈관은 항상 이런 상태에서 동맥경화와 합병증이 진행된다.

혈관 벽을 피부로, 피부에 가하는 압력을 혈압이라고 비유해보면 그 위험성을 잘 알 수 있다. 걷다가 넘어지는 것과 오토바이를 타고 달리다가 튕겨 나가는 사고와는 상처의 정도가 다르듯이 혈압이 높아지면 높아질수록 혈관에 생기는 상처의 정도도 심해진다. 그래서 대수롭지 않은 상처를 입었을 뿐인데 뇌출혈 등과 같이 혈관이 터질 수 있으며, 심하면 뇌경색이나 심근경색으로 이어진다.

Q 당뇨병에 걸리면 왜 다이어트를 하라고 할까?

A 혈압과 지방세포의 관점에서 생각해야 하지만 먼저 혈압과 비만의 관계를 빼놓을 수 없다. 의사가 뚱뚱한 당뇨병 환자에게 다이어트를 엄

격히 실행하라고 지도하는 이유도 여기에 있다. 즉 혈당이 높아서 혈관이 파열되기 쉬운 데다 비만으로 혈압이 쉽게 오르기 때문이다. 이는 혈관 속에 흐르는 혈액량과 관계가 깊다.

우리 몸에는 저마다 체중에 적합한 양의 혈액이 흐른다. 혈액량은 체중에 0.08을 곱해서 산출되므로, 체중이 많으면 많을수록 양이 많아진다. 이를테면 키가 같아도 체중이 90kg인 사람의 혈액량은 7.2ℓ(90×0.08)이지만, 체중이 60kg으로 줄면 4.8ℓ(60×0.08)가 된다.

온몸에 혈액을 보내는 장기는 심장이다. 온몸에 혈액이 돌게 하려고 심장은 혈액량이 많으면 많을수록 더 힘차게 압력을 가한다. 그래서 살을 빼지 않으면 혈관이 이 압력을 견디지 못하여 파열될 위험이 훨씬 커진다.

체중을 줄이는 것만으로도 심장과 혈관에 주는 부담(10kg에 0.8ℓ)이 작아지므로 살을 빼는 게 가장 먼저 서둘러야 할 일이다. 이처럼 비만하면서 혈액량(심장박출량)이 많을수록, 혈당치가 높으면서 혈관 저항이 클수록 혈압이 오르기 쉽다. 이를 식으로 나타내면 이렇다.

혈압 = 심장박출량(혈액량) × 혈관 저항(혈관의 질)

혈당과 혈압이 높은데도 자신을 돌보지 않으면 혈관이 찢어지거나 터지기 쉬워서 위험하다. 그래서 의사는 약을 쓰는 한이 있더라도 혈압을 낮추어서 위험을 줄이려고 하지만 그것만으로는 불충분하다.

비만이나 고혈당이라는 근본원인은 내버려두어서 좋을 게 없다. 약으로만 해결하려고 하면 평생 약을 먹어야 한다. 그렇다고 해서 갑자기 격한 운동을 하는 것도 위험하다. 혈액의 질과 양에 관한 문제를 하나도 해결하지 않은 채 격한 운동을 시작하면 혈압이 급격히 상승하여 혈관이 파열될 위험이 크다.

그러므로 먼저 식이요법부터 시작하는 게 적절하다. 의사가 권하는 대로 식사량을 조절하고, 음식과 보충제를 통하여 비타민·미네랄 등 영양소를 충분히 섭취하자.

Q 당뇨병과 내장비만은 어떤 관계가 있나?

A 내장지방은 혈압, 혈관막힘 현상과 관련이 있다. 내장지방은 에너지 저장고 구실을 하면서 '혈관을 수축시키는 물질', '혈액을 응고시키기 쉬운 물질', '인슐린 작용을 방해하는 물질' 등 몸에 해로운 생리활성물질을 다양하게 분비한다.

다시 말해 내장지방이 많으면 혈관은 수축하여 가늘어지고, 혈액은 걸쭉하여 핏덩이가 생기기 쉽다. 그래서 혈압도 오르고, 혈관막힘도 일어나고 만다. 이런 해로움만으로도 심근경색·뇌졸중을 일으킬 위험이 크다. 더욱이 인슐린의 작용마저 방해하므로 오르는 혈당 때문에 혈액의 점도가 높아져서 혈압도 더 잘 오른다. 내장지방이 많으면 건강한 사람보다 심근경색·뇌출혈·뇌경색 등의 혈관장애가 발병할 확률이 3배로 높아진다고 하는데, 그럴 만하다.

일반적으로는 기능이 약해진 인슐린이 충분히 작용할 수 있도록, 또는 비만으로 커진 지방세포가 작아지도록 '악토스(actos)'를 처방한다. 하지만 식사량을 줄이지 않은 채 이 약을 먹으면 더욱더 살이 찌기 쉽고 몸이 부을 위험도 크다. 인슐린이 아무런 저항도 받지 않고 포도당을 세포에 운반할 수 있기 때문이다. 약의 효능을 높이기 위해서라도 생활습관 개선이 절실하게 필요하다.

제 2 장

간이 건강하면 당뇨병도 예방된다

간은 섭취한 음식물을 인체 성분과

체온 · 기력으로 바꾸는 '대사 작용'과

몸에 들어온 유해물질의 독성을 제거하는 '해독 작용'을 모두 맡고 있다.

또 간은 음식에서 흡수한 탄수화물을 비축하는 '저장고 기능'과

체내의 '혈당을 조절하는 기능'도 발휘한다.

이러한 간의 기능이 약해지면 몸에 여러 가지 이상 증상이 나타난다.

간이 제 역할을 충실히 해내려면 어떻게 해야 할까?

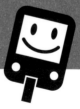

술을 마시고 나면
라면이
당기는 이유

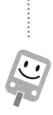

오른쪽 갈비뼈를 만져보자. 그 갈비뼈의 중간 부근이 제일 크며, 그 아랫부분에서 왼쪽 갈비뼈 아래쪽에 걸쳐 자리를 차지하고 있는 장기가 간이다. 음식을 먹으면 에너지원인 3대 영양소가 대사 과정을 거쳐 체온과 기력으로 바뀌는데, 이때 비타민과 미네랄이 많이 필요하다. 이러한 대사를 일으키는 장기가 바로 간이다.

간은 유해물질의 독성도 해독한다. 우리가 섭취할 수 있는 물질들을 한 줄의 좌표 축으로 나열해보면 63쪽의 도표와 같다. 좌측 '독' 쪽으로

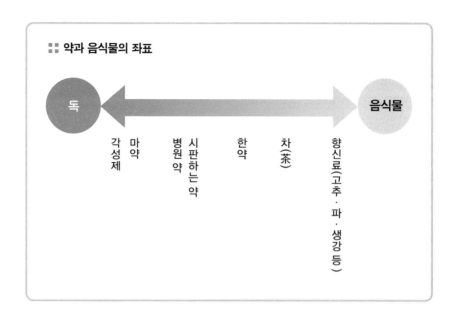

∷ 약과 음식물의 좌표

독 ←——————————————————→ 음식물

각성제
마약
병원약
시판하는 약
한약
차(茶)
향신료(고추·파·생강 등)

갈수록 간이 해내야 할 해독 작업량이 많으며, 해독이 제대로 되지 않는 것을 자주 먹으면 간이 쉽게 상하고 만다.

해독 작업량이 많은 물질일수록 영양소가 많이 필요하다. 해독에 필요한 영양소와 해독에 드는 에너지를 만들 영양소가 모두 있어야 하기 때문이다.

일상생활에서 간은 심각한 손상을 입을 수 있는데, 간의 손상은 고혈당의 직접적인 원인이 되기도 한다. 술을 많이 마시거나 감기에 걸리거나 잠을 충분히 못 자거나 과로가 지속되면 오른쪽 등이 뻐근하고 눈이 피로하거나 오른쪽 어깨가 자주 결리는데, 이는 간이 보내는 긴급구조 신호(SOS)다. 간이 지나치게 많은 부담을 떠안고 있다는 뜻이니 이러한 증상이 나타나면 간에 충분한 휴식과 영양을 공급해야 한다.

술을 마신 후에 마무리로 라면이 먹고 싶어지는 것도 간의 기능과 관련이 있다. 우리 몸속에 들어온 알코올은 간이 해독한다. 이때 간은 알코올을 해독하는 역할에만 치중하게 된다. 그러면 간이 하던 혈당 조절 기능이 뒷전으로 미뤄져 저혈당을 일으키고, 이를 감지한 뇌가 에너지 부족을 메우려고 배고픔을 느끼도록 하기 때문에 라면을 먹게 되는 것이다. 그 결과 혈당치는 더욱 높아지고 만다.

이런 식으로 간을 혹사하는 음주 습관이 지속되면 당뇨병에 걸릴 위험이 커질 게 분명하다. 정기적으로 '간을 위한 휴일'을 정해 간을 쉬게 하고 영양을 보충하자.

저혈당은
뇌에
치명적이다

간은 우리 몸에 들어온 탄수화물을 일시적으로 보관하는 장기이다. 탄수화물은 위장에서 소화·흡수 과정을 거쳐 포도당으로 분해되어 거의 전량이 일단 간으로 운반된다. 간에 필요한 양(흡수된 포도당의 38~50% 정도)이 저장되고 나면 나머지는 심장을 통하여 온몸으로 운반된다.

우리 몸은 간에 '저장 당(글리코겐)'의 형태로 포도당을 보관한다. 그러다가 식사를 하지 않는 시간에 저장 당을 포도당으로 분해하여 혈액 속

으로 보냄으로써 혈당을 적절히 유지한다. 그리고 포도당이 부족할 때
는 몸속의 단백질을 포도당으로 만들어 사용하기도 한다.

그런데 간의 저장 능력이 현격히 떨어질 때가 있다. 나이가 많이 들었
거나 술이나 약 때문에 간 기능이 약해졌을 때이다. 게다가 지방간이 생
기면 포도당의 저장 장소 자체가 좁아질 수도 있다.

혈당이 적절히 유지되어야 하는 이유는 우리 몸의 중추인 뇌가 혈액
속의 포도당을 에너지원으로 쓰기 때문이다. 뇌는 에너지 소비의 큰손
이다. 뇌의 중량은 체중의 약 2%에 지나지 않는데 에너지 소비량은 우
리 몸이 하루에 필요로 하는 총에너지의 18%에 이른다. 그래서 저혈당
상태가 되면 에너지 부족으로 뇌가 기능하지 못하여 생명에 지장이 생
기는 것이다.

간의 저장 기능이 혈당을 좌우한다

간의 포도당 저장 능력에 따라서 평소의 혈당 조절 능력이 결정된다.
간은 혈당을 제1단계에서 조절하는 장기이다. 참고로 말하자면 공복 시
혈당치는 70~110mg/dl로 유지되는 게 일반적이다.

간의 검붉은 색은 혈관에 흐르는 혈액의 색깔인데, 흡연이나 스트레
스로 혈관이 수축하면 간 기능이 저하된다. 이렇게 간의 혈당 조절 능력
이 저하되고 저장 당의 재고가 바닥나면 우리 몸은 순식간에 저혈당 상

:: 간을 댐에 비유했을 때

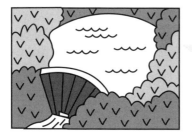

댐이 크고 튼튼하게 건설되었다면 필요한 양만큼의 물(혈당)을 방류할 수 있다(혈당치가 안정된다).

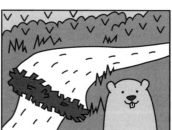

댐이 작으면 저수량도 적고 물이 넘치기 쉽다.

태가 되어버린다. 그런데 식사를 하면 약해진 간 기능 때문에 포도당의 일부가 저장되지 못하고, 간에 저장되지 못한 포도당이 '식후 고혈당'의 형태로 나타나서 고혈당과 저혈당이 되풀이된다.

이는 댐에 비유하면 쉽게 이해할 수 있다. 건강한 사람의 간은 저수 능력이 큰 댐에 비유될 수 있다. 여기에는 포도당을 많이 저장할 수 있다. 댐이 크면 필요에 따라 조금씩 방수할 수 있으므로 강의 하류가 말라버리는 일은 없다. 공복 시에도 저혈당을 일으키지 않는 것도 같은 원리이다.

그러나 저장 기능을 충분히 발휘하지 못하는 간은 자그마한 모래막이 댐과 같다. 집중적으로 폭우가 쏟아지면 금방 둑이 터져 물이 흘러넘 친다. 즉 식사 후에 생긴 포도당을 많이 저장하지 못하기 때문에 혈당이 급격히 흘러넘쳐서 식후 고혈당이 되고 마는 것이다.

간이 정상적으로 저장 기능을 발휘하면 포도당이 넘치더라도 인슐린 이 이를 세포 속으로 들여보내므로 식후 2시간 만에 혈당은 안정된다. 만약 당뇨병 진단을 받지 않았더라도 '식후 2시간 혈당의 수치'가 높으면 주의해야 한다. 간의 포도당 저장 능력은 나이가 드는 것뿐만 아니라 생 활습관에 따라서도 좌우된다. 간식을 많이 먹고, 속이 비워지지 않은 상 태에서 식사를 하는 습관은 간의 포도당 저장 능력을 약하게 만든다.

지방간이
고혈당을
부른다

간에 저장되지 못하고 남아도는 포도당은 심장을 설탕에 절이는 당화(糖化)현상을 일으켜 온몸의 혈관을 손상시킨다.

설탕을 듬뿍 묻힌 과일 조각을 상상해보자. 설탕이 수분을 흡수하는 바람에 바싹 말라버린다. 이와 마찬가지로 당화현상으로 마른 혈관은 손상되기 쉬우며 염증도 잘 생긴다. 더욱이 상처를 아물게 하려고 혈관 내에 딱지가 생기면 뇌경색이나 심근경색을 일으킬 위험이 커진다. 그래서 딱지가 잘 생기지 않게 하는 '바이아스피린(bayaspirin)' 등의 혈소판

응집 억제제가 처방되는 것이다.

간에 저장되고 남은 포도당은 인슐린의 작용으로 지방으로도 바뀌어 간에 저장된다. 이것이 바로 지방간이다. 지방간이라고 하면 간의 주위에 지방이 달라붙어 있다고 생각하기 쉬운데, 실제로는 하나하나의 간세포 속에 지방이 저장된 상태이다. 간세포 수의 30% 이상에 지방이 채워졌을 때 지방간으로 진단된다.

이런 상태가 되면 간이 고유의 기능을 수행하는 데 필요한 공간이 좁아져버린다. 또 혈당 조절에 쓰일 글리코겐을 저장할 수 있는 공간까지도 줄어든다. 그렇지 않아도 당뇨병 환자는 간에서 단백질을 분해하여 포도당을 쉽게 만드는데, 저장 공간이 좁아져서 포도당이 비축되기 어려워지면 나이와 상관없이 식후 고혈당이 되고 만다.

이처럼 알코올과 관계없이 지방이 간에 축적된 상태를 비알코올성 지방간이라고 부른다. 지방간 환자 중에서 10%는 염증이 생겨서 비알코올성 지방간염으로 악화한다. 나아가 이러한 간염 환자의 10%는 간경변증이나 간암으로까지 진행된다.

고혈당이라는 사실만으로도 혈관과 간에 염증이 생기기 쉬워 치명적인 병에 걸릴 위험이 크다. 간염이라고 하면 바이러스성 간염이나 알코올성 간염을 떠올리지만, 비알코올성 지방간염은 생활습관병의 일종이다. 따라서 지방간 진단을 받았다면 가장 먼저 생활습관을 고쳐야 한다.

:: 건강한 간이 어떻게 병에 걸릴까?

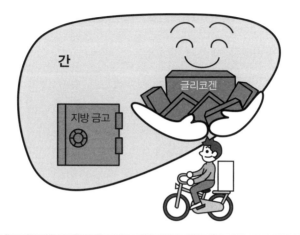

간세포에 들어 있는 지방이 적으면
저장 당(글리코겐)을 많이 비축할 수 있다.

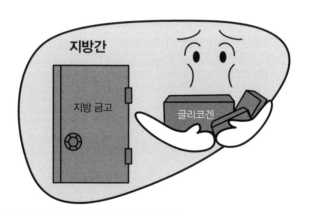

간세포에 지방이 차지한 공간만큼
저장 당(글리코겐)을 비축할 공간이 줄어든다.

'공복'이야말로 당뇨병 치료의 기본 조건이다

간의 저장 능력을 활성화시켜 식후 고혈당을 예방하는 방법이 있다. 너무나 간단한 방법이다. 뱃속이 비어 있는 상태에서 식사를 하는 것이다.

간은 식전과 식후의 혈당 차이가 클수록 포도당을 많이 저장한다. 그러므로 뱃속을 완전히 비워서 식전 포도당을 낮추면 포도당이 간에 충분히 저장되므로 식후 혈당도 낮아진다. 적은 양이라도 음식을 자주 먹게 되면 식전 혈당이 올라가서 식전·식후 혈당의 차이가 작아진다.

간에 충분히 저장되지 못한 포도당은 온몸을 겉돌게 된다. 그렇게 식후 고혈당이 지속되면 당뇨병에 걸려버린다. 저혈당을 우려한 나머지 탄수화물을 계속 섭취하는 생활습관도 당뇨병이 호전되지 않는 원인의 하나이다.

완전한 공복 상태에서 식사하기 위해서는 식사량을 줄이는 것이 필수다. 그리고 식사하고 나서 운동하여 식후 혈당을 낮추려고 애쓰지 말고 저혈당을 조심하면서 식전에 운동하는 것이 훨씬 더 효과적이다.

내장지방은
혈당도 혈압도
높인다

　우리가 먹은 음식은 소화·흡수되어 대부분 간으로 들어간다. 이때 섭취열량이 지나치게 많으면 운반되는 도중에 체증이 생겨서 남아도는 열량을 길 옆에 쌓아둔 상태가 되는데, 이것이 내장지방이다. 지나치게 많은 열량이 중성지방으로 바뀌어 지방세포 속에 저장되는 것이다.

　내장지방은 중성지방을 저장하고 있을 뿐만 아니라 다양한 호르몬도 분비시켜 우리 몸에 악영향을 끼친다. 이 호르몬들은 혈액을 끈끈하게 하여 쉽게 응고되게 하며, 혈관을 수축시켜 혈압을 쉽게 올려버린다. 게

다가 인슐린의 작용까지 방해해 혈당도 높인다.

하지만 조금만 노력하면 고칠 수 있다는 점도 내장지방의 특징이다. 내장지방을 개선하는 방법으로는 다음의 두 가지를 들 수 있다.

- 식사량을 줄여 간으로 운반되는 포도당을 줄인다.
- 영양소 보충으로 간의 대사작용을 개선하고, 운동으로 열량 소비를 늘림으로써 간으로 들어가기 쉽게 길을 틔운다.

언뜻 보면 어렵게 느껴질지도 모르겠으나, 지방의 특징을 예금에 비유하면 '피하지방은 정기예금, 내장지방은 보통예금'이라고 할 수 있다. 이처럼 내장지방은 마음만 먹으면 언제든지 없앨 수 있다. 식사량을 줄이고 운동으로 열량을 소비하는 방법이 가장 효과적이다. 알코올성 지방간은 술만 마시지 않으면 1~2개월 이내에 개선된다. 비알코올성 지방간과 내장지방도 식사량을 줄인 뒤에 운동을 적절히 하면 바로 개선할 수 있다.

먹고 마시는 양을 줄이고 하루에 30분씩만 운동해보자. 하지만 갑자기 격한 운동을 시작하는 것은 몸에 부담이 되므로 좋지 않다. 애쓰는데도 불구하고 혈당 조절이 잘되지 않더라도 실망할 필요는 없다. 앞서 설명했듯이 지방세포에서 분비되는 호르몬 중에는 인슐린의 작용을 방해하는 것도 있다. 이 호르몬은 살이 빠질 때도 여위어가는 지방세포에서 나온다. 그래서 일시적으로 혈당 조절이 잘되지 않는 시기가 있다.

:: 내장지방은 임시로 쌓아둔 에너지이다

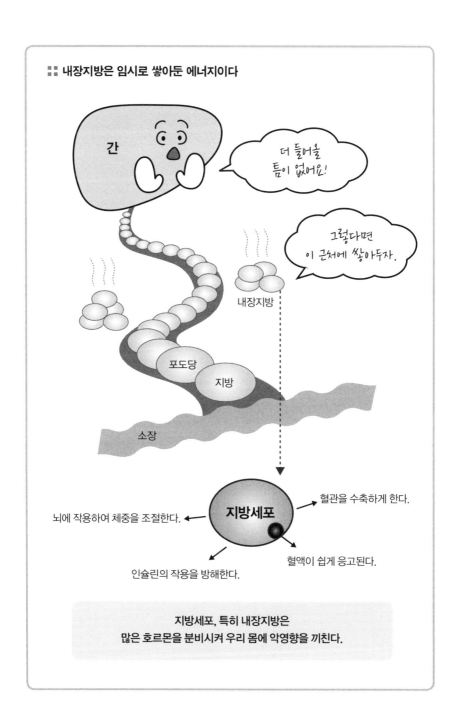

지방세포가 계속 작아지면 노력한 만큼의 성과가 나타나니 도중에 포기하지 말아야 한다.

영양소 배달꾼
'알부민'을
사수하라

미네랄과 같은 필수 영양소가 혈액을 통하여 장기와 세포에 운반되지 않으면 우리는 건강을 유지할 수 없다. 이 중요한 역할을 하는 물질이 바로 단백질 '알부민'이다. 인체의 소중한 배달꾼인 알부민은 간에서만 만들어진다.

알부민이 부족하면 엉성하게 엮은 소쿠리에서 물이 새듯 오줌과 함께 영양소가 배설된다. 그 영향으로 포도당의 대사가 일어나지 않아 혈당이 오르기 쉽다.

당뇨병에 걸리면 알부민이 영양소(미네랄) 대신 포도당과 결합해버린다. 더구나 한번 달라붙은 포도당은 절대로 떨어지지 않는다. 제1장에서 설명했듯이 이런 이유로 당뇨병 환자에게는 영양소(미네랄)가 모자라게 된다.

부족한 알부민을 늘리기 위해서는 영양소를 섭취하거나, 단백질을 보충해야 한다. 알부민의 수명은 14일 정도이다. 간에 작용하여 단백질 합성을 촉진하는 영양제를 복용하면 빠른 사람은 3일 만에 혈액 속의 알부민 수치가 늘기 시작하고, 6일 후에는 몸 상태가 호전된다. 예전에 몇 명의 의사가 조직했던 '약용인삼연구회'에서 고려인삼인 홍삼을 연구한 적이 있다. 홍삼은 간에 작용하여 알부민의 합성을 촉진하는 약재이다. 홍삼은 골수에도 작용하므로 빈혈 개선에도 효과가 있다.

도카이대학의 오구시 요이치 박사의 연구에 따르면 나이가 많을수록 알부민 수치는 낮아진다. 알부민이 줄어들면 대사작용에 필요한 미네랄을 운반할 수 없으므로 소변에 섞여 배설되는 미네랄의 양도 많아지고, 그만큼 대사능력도 떨어진다. 나이가 들면 쉽게 피곤해지는 것도 이 때문이다.

당뇨병 환자의 몸에는 활발하게 작용하는 알부민의 양이 부족하다. 그 영향으로 당뇨병에 걸리면 보통 사람보다 노화의 속도가 빨라진다.

알부민은 혈액검사를 통해 측정되는데 혈액에 들어 있는 것은 몸속 전체 분량의 30~40% 정도이다. 나머지는 혈관 이외의 세포나 조직에 분포되어 균형을 이룬다. 혈액검사에서 알부민 수치가 낮다는 결과가

∷ 알부민은 미네랄을 운반하는 용달차이다

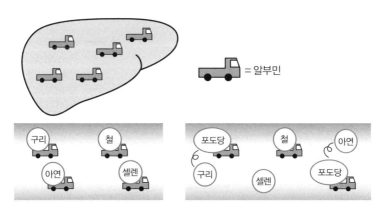

혈액 속에 포도당이 많으면 알부민이 포도당과 우선적으로 결합하므로 미네랄은 오줌에 섞여 배설된다. 결합한 포도당은 알부민의 수명이 다할 때까지 분리되지 않는다.

알부민과 결합하지 못한 미네랄이 오줌과 함께 배설되기 때문에 이용할 수 있는 미네랄의 양이 줄어든다. 또한 혈액 속의 미네랄 농도도 낮아진다.

* 표시는 양이 적은 게 확실하다는 의미이다.

당뇨병 환자의 혈청 속 원소량
(단위 : ppm)

	비교	1형 당뇨병	2형 당뇨병
칼슘(Ca)	95.4 ± 3.9	90.6 ± 4.6	90.7 ± 3.8
인(p)	117 ± 15	118 ± 11	117 ± 15
나트륨(Na)	3.298 ± 58	3.019 ± 124*	2.985 ± 101**
칼륨(K)	152 ± 10	154 ± 4	151 ± 15
마그네슘(Mg)	20.7 ± 1.7	17.0 ± 13*	17.7 ± 1.5*
철(Fe)	1.32 ± 0.36	0.97 ± 0.30**	1.21 ± 0.49
아연(Zn)	0.93 ± 0.12	0.78 ± 0.13**	0.79 ± 0.10*
구리(Cu)	0.94 ± 0.18	1.09 ± 0.14	1.06 ± 0.22

* $P<0.1$ ** $P<0.05$
출처 : 임상검사 제53권 제2번 2009년 2월

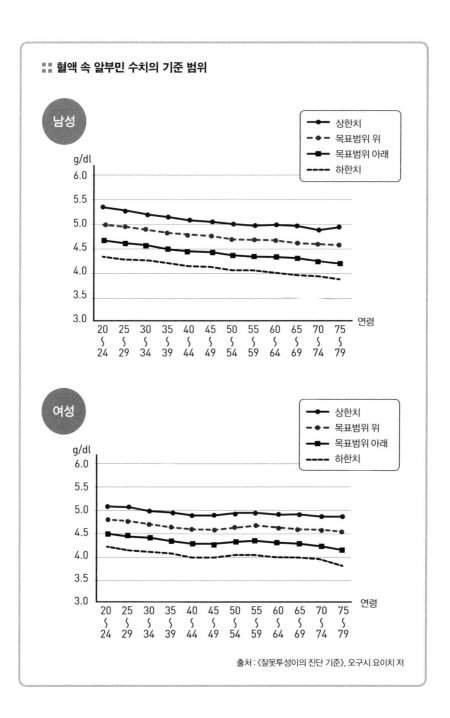

혈액 속 알부민 수치의 기준 범위

남성

g/dl

상한치
목표범위 위
목표범위 아래
하한치

연령

20~24 25~29 30~34 35~39 40~44 45~49 50~54 55~59 60~64 65~69 70~74 75~79

여성

g/dl

상한치
목표범위 위
목표범위 아래
하한치

연령

20~24 25~29 30~34 35~39 40~44 45~49 50~54 55~59 60~64 65~69 70~74 75~79

출처 : 《잘못투성이의 진단 기준》, 오구시 요이치 저

나오면 영양 상태가 아주 나쁘다는 뜻이므로 식사 내용을 개선하는 게 시급하다.

알부민은 혈액 속의 수분을 조절하는 역할도 맡고 있다. 혈액에 알부민이 적으면 수분 조절이 잘되지 않아서 몸이 쉽게 붓는다. 식사 내용이 나빴거나, 음주가 지나쳤거나, 피로가 쌓였을 때 몸이 붓고 무겁다고 느낀 적이 있다면 알부민이 부족하다는 적신호이다.

이럴 때 병원에서는 이뇨제를 처방하는데, 이는 부어오른 몸에서 수분을 배출시키는 작용을 한다. 그러나 때로는 기껏 섭취한 영양소(미네랄)를 오줌으로 배설하게 하여 오히려 영양 부족을 일으키기도 한다.

약의 양을 늘리면
간 기능이
떨어진다

우리가 식사를 하면 몸이 따뜻해지고 식후 몇 시간은 대사작용이 활발해져서 열량 소비가 늘어난다. 먹은 음식이 소화·흡수되어 간에서 대사 과정을 거칠 때 많은 열이 생기기 때문이다. 이 열은 간이 포도당을 저장 당으로 바꿀 때도 만들어진다.

무턱대고 끼니를 거르면 오히려 살이 찌는 경우도 있는데 이는 열량을 소비하는 횟수가 적어지기 때문이다. 에너지 대사가 독특하여 하루한 끼만 먹어도 문제없는 사람도 있지만, 일반적으로 식사 횟수가 적으면 살이 찌기 쉽다.

음식을 섭취했을 때 간에서 만들어지는 열량은 단백질이 가장 많다. 탄수화물은 약 6kcal, 지방은 4kcal인 데 비해서 단백질은 30kcal나 된다. 한때 크게 유행했던 육식 다이어트는 이런 차이를 이용해 탄수화물을 줄이고 단백질로 체온을 올리고 열량을 소비하는 다이어트법이다. 육식 다이어트는 극단적인 경우지만, 단백질이 풍부한 달걀을 아침에 하나라도 먹으면 체온이 오르고 다이어트에도 효과가 있다.

반면에 과음한 다음 날에 체온이 떨어지는 경우도 있다. 이것은 알코올을 해독하는 게 부담이 되어서 열을 만들 수 없는 상태이다. 간 기능을 좋게 하고 싶을 때는 해독이 필요한 술과 약, 유해물질에 오염된 식품 중에서 한 가지라도 줄이는 게 중요하다. 생활습관을 개선하지 않으면 복용할 약을 해마다 늘려가게 되는데, 이것은 간 기능을 더욱 떨어뜨리게 된다.

15세 이하의 어린이는 신체 성장에 필요한 대사에 기능이 집중되기 때문에 간의 해독 능력이 어른보다 현저히 떨어진다. 그래서 약의 양을 줄여야 한다. 마찬가지로, 간의 해독 기능이 약해진 고령자도 약의 복용량을 줄여야 한다. 간 기능이 쇠퇴해진 고령자는 한 알이라도 약을 적게 먹는 것이 건강의 비결이다.

교감신경이
지나치게 긴장하면
간이 지친다

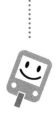

"휴일이 되면 내 몸의 당뇨병도 쉬는지 남들처럼 혈당이 낮아져요!"

이렇게 말하는 직장인들이 꽤 있는 편이다.

스트레스는 혈당에 영향을 크게 끼친다. 한의학에서는 우리가 느끼는 스트레스를 간이 받는다고 본다. 그리고 간은 자율신경에 있어서 가장 중요한 부위라고도 한다.

성질이 급한 탓에 스트레스를 받고 혈당이 오르는 것을 자율신경실조증의 하나라고 진단할 수 있다. 대체로 현대인에게 많이 나타나는 증상이다. 자율신경은 교감신경과 부교감신경으로 나뉘는데, 이런 사람은 교감신경이 지나치게 긴장되어 있다. 언제 어떻게 자율신경이 작용하는지는 아래 표를 참조하기 바란다.

우리 몸에 영향을 끼치는 스트레스의 요인은 다양하다. 부부 사이가 나쁘다, 회사에서 실적이 나쁘다, 빚이 있다, 독신 생활의 불안이 사라지지 않는다, 너무 덥거나 춥다, 밤을 새워 일을 한다, 나이를 먹는다, 잠을 푹 자지 못한다 등 아주 많다. 게다가 TV·휴대폰·컴퓨터 등 전자기기의 빠른 변화 때문에도 스트레스를 많이 받는다. 뜨거운 욕탕이 좋다, 아주

▪▪ 자율신경은 언제 어떻게 작용하는가?

교감신경이 작용할 때	부교감신경이 작용할 때
주로 낮에 작용한다.	주로 밤에 작용한다.
긴장했을 때, 스트레스를 받았을 때 작용한다.	긴장이 풀렸을 때 작용한다.
뜨거운 욕탕에 들어갔을 때 작용한다.	미지근한 욕탕에서 쉴 때 작용한다.
전투 태세를 취했을 때 작용한다.	휴식 중일 때 작용한다.
[싸울 때 부상을 당해도 출혈이 많지 않도록] 혈관이 수축한다.	혈관이 확장한다.
[온몸의 세포에 에너지원을 공급하기 위하여] 혈당이 오른다.	혈당이 비교적 안정된다.
[온몸의 세포에 에너지원을 운반하기 위하여] 혈당이 오른다.	혈당이 비교적 안정된다.
[싸우는 도중에 용변을 보면 죽임을 당할 수 있으므로] 변비가 생긴다. 위장의 소화활동이 억제된다.	정상적으로 배변할 수 있다. 위장의 소화활동이 활발해진다.
[싸우는 도중에 잠들면 죽임을 당할 수 있으므로] 불면이 된다.	졸립다.

매운맛을 좋아한다, 우물쭈물하는 것이 싫어서 짜증을 잘 낸다, 하기로 마음먹은 일은 잠을 포기하고서라도 꼭 한다, 지는 것을 싫어한다 등과 같은 호불호가 분명하거나 예민한 생활습관도 교감신경을 긴장하게 한다. 병을 예방하고 개선하는 데는 이런 일상적인 스트레스 유발 행동을 바꾸는 것이 가장 좋지만, 한약도 증상을 호전시키는 데 도움이 된다.

돈이 들지 않는 방법으로는 야마나시 의과대학 명예교수인 다무라 고지 박사의 '광요법(光療法)'과 니가타대학의 아보 도오루 박사의 '손톱 자극요법'이 효과적이다.

'광요법'이란 태양광을 이용하여 체내시계를 다시 맞추는 방법이다. 아침 해가 솟기 직전의 새벽빛과 석양이 지고 난 직후의 황혼빛을 받으면 자율신경이 안정된다. '손톱 자극요법'이란 손톱의 뿌리 부분을 자극하여 자율신경의 안정을 꾀하는 건강법이다. 약지를 제외한 네 손가락을 엄지에서부터 차례로 왕복하면서 손톱 뿌리의 양옆을 10초간 눌러주면 된다. 약지를 제외시키는 것은 약지를 누르면 교감신경을 자극하게 되기 때문이다. 손톱 자극요법은 불면증으로 고생하던 노인이 숙면을 취하게 되는 등 그 효과가 다양하다.

우리 몸은 교감신경이 긴장했을 때 순식간에 이완하는 방법을 알고 있다. 그것은 바로 단것을 섭취하는 것이다. 단것을 먹으면 교감신경의 긴장이 풀리고 부교감신경이 우위가 되어 마음이 편해진다.

언제 어디서 누구나 쉽게 할 수 있는 손톱 자극요법

●손톱 자극요법의 기본

약지를 제외한 네 손가락의 손톱 뿌리 양쪽을 ①에서 ⑧의 순서로 눌러준다. 약지는 누르면 교감신경을 자극하게 되므로 제외한다.
엄지와 검지로 손가락의 손톱 뿌리 양쪽을 잡고 10초간 꾹 눌러주면 된다.

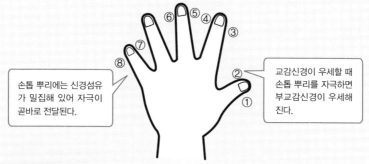

손톱 뿌리에는 신경섬유가 밀집해 있어 자극이 곧바로 전달된다.

교감신경이 우세할 때 손톱 뿌리를 자극하면 부교감신경이 우세해진다.

●증상별 손톱 자극요법

질병이나 불쾌한 증상이 있으면 그것에 효과적인 손톱을 20초씩 더 눌러준다. 이때 너무 살살 누르거나 반대로 피가 맺힐 만큼 세게 누르면 안 되고, 조금 아프게 느껴질 정도로 눌러주는 것이 좋다.

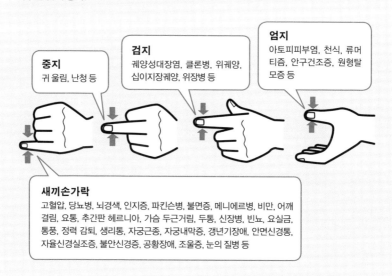

중지
귀 울림, 난청 등

검지
궤양성대장염, 클론병, 위궤양, 십이지장궤양, 위장병 등

엄지
아토피피부염, 천식, 류머티즘, 안구건조증, 원형탈모증 등

새끼손가락
고혈압, 당뇨병, 뇌경색, 인지증, 파킨슨병, 불면증, 메니에르병, 비만, 어깨 결림, 요통, 추간판 헤르니아, 가슴 두근거림, 두통, 신장병, 빈뇨, 요실금, 통풍, 정력 감퇴, 생리통, 자궁근종, 자궁내막증, 갱년기장애, 안면신경통, 자율신경실조증, 불안신경증, 공황장애, 조울증, 눈의 질병 등

맛있는 음식을 먹어서 스트레스를 푸는 이들도 많다. 맞는 방법이지만 과식은 금물이다. 식사 후에는 적당히 운동해서 섭취한 탄수화물이 근육세포로 운반되어 소비되도록 한다. 음식을 먹은 후 가만히 있으면 섭취한 탄수화물이 지방세포에 운반되므로 혈당이 오르기 쉬워진다.

스트레스를 많이 받는 직장인이 간식이나 야식 때문에 살이 찌는 것은 이런 원리 때문이다. 그러니 스트레스를 먹는 것으로 풀지 말고 자기만의 스트레스 해소법을 찾아서 실천하자.

간이 보내는 SOS, 무시했다간 큰일난다

간은 중요한 장기이므로 지치거나 기능이 약해지면 다양한 방법으로 우리에게 긴급구조 신호를 보낸다. 한의학에서는 이런 신호를 '병은 아니지만 어떤 이상이 진행되고 있다'라는 뜻으로 '미병(未病)'이라고 한다. 장기별로 그것을 포착하는 부위가 정해져 있는데, 간이 보내는 신호는 눈에 나타난다.

간의 건강 상태는 눈을 통해서 파악할 수 있다. 눈이 쉬이 피로하다, 눈에 힘이 들어가지 않는다, 눈 안쪽이 아프다, 눈이 자주 충혈된다, 눈이 건조하다, 저녁에 시력이 떨어진다, 눈 밑이 가끔 거뭇거뭇하다, 미간을 누르고 싶다, 상쾌한 안약을 쓰고 싶다, 흰자위가 누렇다, 흰자위가 파르스름하게 보인다…… 이런 신호를 느끼게 되면 간 기능을 의심해야 한다.

간에 이상이 있을 때에는 이 외에도 다음과 같은 증상들이 생길 수 있다.

- 다리에 경련이 일어나거나 어깨가 결리는 증상이
  특히 몸의 오른쪽에 자주 생긴다.
- 정강이 바깥쪽에 붉은 습진이 잘 생긴다.
- 관자놀이를 누르고 싶어지는 두통이 자주 일어난다.
- 옆머리가 죄어온다.
- 뒷머리에서 목덜미까지가 결리고 뻣뻣하다.
- 안절부절못하고 화를 잘 낸다.
- 히스테리를 부리거나 분통을 터뜨린다.
- 얼굴에 기미가 낀다.
- 손톱이 퍼석퍼석하고 잘 빠진다. 변비가 있다.
- 맨 처음 나오는 변이 딱딱하다.
- 여행 등으로 집을 떠나면 배변이 잘 되지 않는다.
- 오줌 색이 진하다.
- 갑자기 난청이 생긴다.

● 단것이 엄청나게 당긴다.

이런 몸의 신호들을 주의 깊게 받아들이는 것부터가 건강을 유지하는
비결이다.

제 3 장

비타민과 미네랄, 특히 '아연'은 반드시 챙겨라

우리의 생명과 관계가 있는 중요한 호르몬인
인슐린의 분비가 저하되면
혈액 속에 포도당이 남아돌아서 고혈당이 된다.
인슐린의 분비에 꼭 있어야 하는 영양소가 아연이다.
아연은 눈, 신장, 근육 등 당뇨병 3대 합병증과
관계가 깊은 기관에 많이 들어 있다.
이번 장에서는 아연을 비롯하여
당뇨병 치료에 필요한 영양소를 상세히 설명한다.

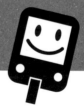

아연과 인슐린, 혈당의 삼각관계

당뇨병 환자들의 가장 큰 고민은 꾸준히 약을 먹어 혈당을 낮추어도 당뇨병이 완치되지 않는 것이다. 인슐린 주사도 맞으면 맞을수록 동맥경화가 진행된다고 하니 마음이 편치 않다. 약에 의존하지 않아도 스스로 인슐린을 분비하고 혈당도 조절할 수 있는 방법은 정말 없는 걸까?

인슐린은 혈액 중의 포도당을 세포에 들여보내서 높아진 혈당을 낮추는 작용을 하는 유일한 호르몬이다. 인슐린이 작용하지 않으면 체내 세포 대부분은 혈액으로부터 포도당을 에너지원으로 끌어들이지 못한다.

생명을 유지하는 중요한 작용을 인슐린이 하는 것이다.

인류는 오랫동안 배고픔과 싸워왔다. 음식물을 손쉽게 구해 배불리 먹을 수 있게 되는 동안 인체는 인슐린으로 하여금 철저히 에너지원인 포도당을 낭비 없이 세포에 들여보내고 축적하도록 진화해왔다. 이러한 인슐린의 분비가 저하되거나 작용이 원활하지 않으면 포도당은 세포 속으로 들어가지 못하고 혈액에 남게 되는데, 혈액에 포도당이 많은 상태를 고혈당이라고 한다.

한국인이나 일본인의 당뇨병은 '인슐린 분비의 저하'가 원인이라고 알려져서 지금까지는 인슐린의 분비를 촉진하는 약이 우선적으로 처방되었다. 하지만 슬프게도 당뇨약은 2년 이상 장기 복용하면 효능이 떨어진다는 사실도 밝혀졌다. 약도 효과가 없다면 어떻게 해야 할까?

아연이 인슐린을 돕고, 인슐린은 혈당을 낮춘다

다행인 점은, 인슐린이 적절히 작용하도록 돕는 영양소가 있다는 사실이다. 바로 아연이다. 아연은 뼈의 신진대사에도 필요하다.

아연은 인간의 생명을 유지하는데 반드시 있어야 하는 미네랄의 일종이다. 간에서 쓸개즙을 만들어 내보내는 통로인 쓸개관에 필요한 효소와 콩팥에서 혈압을 조절하는 효소가 기능을 발휘할 때도 인슐린이 필요한데, 이러한 인슐린의 작용에 아연이 반드시 필요하다.

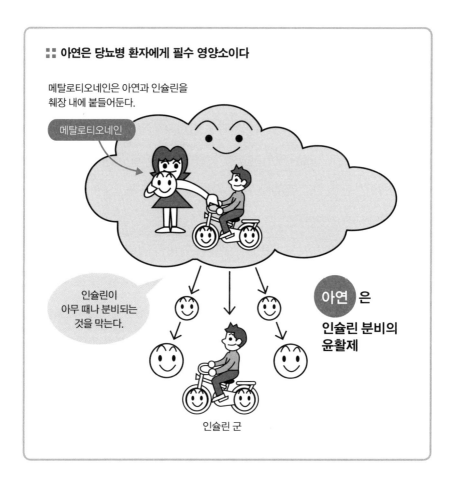

아연은 당뇨병 환자에게 필수 영양소이다

메탈로티오네인은 아연과 인슐린을 췌장 내에 붙들어둔다.

메탈로티오네인

인슐린이 아무 때나 분비되는 것을 막는다.

아연 은 인슐린 분비의 윤활제

인슐린 군

인슐린은 췌장에서 만들어지는 단백질의 일종이다. 단백질로 된 가느다란 실이 두 개의 보풀처럼 동그랗게 말린 복잡한 모양을 하고 있다. 보풀처럼 생긴 이곳에 아연이 한 개씩 들어 있다. 말하자면 아연이 자전거의 바퀴와 같은 역할을 한다. 자전거의 몸체는 단백질이며 바퀴는 아연인 셈이다. 자전거는 바퀴 없이 결코 달리지 못한다. 인슐린은 아연이 없으면 우리 몸속에서 작용할 수가 없다.

∷ 인슐린 작용의 흐름

포도당은 인슐린의 작용으로 세포로 운반되어서 에너지원이 된다.

● 포도당　　○ 적혈구

운동을 하지 않으면

인슐린이 포도당을
우선으로 지방세포로
운반해서 축적,
에너지로 바뀌게 한다.

운동을 하면

인슐린이 포도당을 근육세포로
운반하여 에너지원이 되게 한다.
에너지를 소비하면
최종적으로 물과 이산화탄소로
변해서 배설되므로
아무것도 남지 않는다.

인슐린　　인슐린　　인슐린

인슐린의 작용을
방해하는 물질

렙틴* ── 음식 섭취 · 대사 · 생식에 문제 발생

TNF-α*
레시스틴
(resistin)*
유리지방산

지방
세포

PAI-1* ── 혈전 형성

앤지오텐
시노겐 ── 고혈압

에스트로겐 ── 젖샘 · 자궁의 과잉 자극

세포

근육세포

→ 물,
이산화탄소

날숨, 오줌,
땀으로 배설

인슐린
저항성 → **당뇨병**

인슐린은 에너지원인 포도당을 낭비 없이 세포 내로 들여보내고 축적한다.

근육을 움직이면(운동을 하면)
→ 근육세포에 에너지원이 필요하므로 포도당은 근육세포 안으로 들여보내진다.

근육을 움직이지 않으면(운동을 하지 않으면)
→ 에너지원을 저장하기 위하여 포도당은 지방세포 안으로 들여보내진다.

---

* TNF-α(Tumor Necrosis Factor-α): 종양괴사인자로 종양세포를 죽이는 생리활성물질이다.
* 레시스틴(resistin): 지방세포가 분비하는 호르몬의 하나로 인슐린의 작용을 방해하는 물질로 알려져 있다.
* 렙틴(leptin): 체내에서 지방을 용해하는 물질의 일종이다.
* PAI-1(Plasminogen Activator Inhibitor-1): 지방세포에서 분비되는 생리활성물질로 혈액을 응고시킨다.

장에서 흡수된 아연은 먼저 인슐린을 만드는 췌장으로 운반된다. 필요할 때 바로 인슐린을 만들 수 있도록 췌장은 아연을 더 많이 흡수하여 일부 단백질에 집어넣어 저장한다. 이러한 아연 저장용 단백질은 인슐린이 췌장에서 쓸데없이 흘러나가는 것을 막고, 인슐린의 분비도 원활하게 해준다. 우리 몸에 아연이 풍부해지면 인슐린의 원료도 충분해지고, 저장이나 분비 조절도 원활해진다.

결론적으로 아연은 당뇨병을 예방하고 치료하는데 더없이 중요한 미네랄이다.

아연이 부족하면 VS. 아연을 보충하면

인슐린의 원료인 아연이 체내에 부족하면 혈당 조절 기능이 나빠질 뿐만 아니라 췌장의 인슐린 분비 기능도 크게 영향을 받는다. 또한 에너지 생산이 부족하여 불면증에 걸리거나 활력이 솟지 않는다. 나이가 많아지면 소변으로 배설되는 미네랄이 늘어나는데 아연도 그중 하나이다. 노화와 더불어 아연 부족은 당뇨병에 걸리는 원인이 될 수 있다.

인슐린의 분비가 적어지면 저녁식사 후의 혈당치가 정상일지라도 새벽에 혈당이 높아지는 경우가 많다. 이럴 때는 아연이 함유된 영양제를 먹으면 혈당이 낮아진다. 당뇨병에 걸렸다고 진단받은 고령자에게 아연이 포함된 영양제로 영양을 보충하게 한 결과, 활력이 솟고 혈당치도 떨어진 사례가 많다.

당뇨병 병력 20년이고, 복용하는 약의 종류가 매년 늘던 72세의 여성이 있었다. 병원에서 식사 지도도 열심히 받고 단전호흡이나 수중보행 운동도 게을리하지 않았다. 하지만 당화혈색소(HbA1c) 수치가 7.8%에서 떨어지지 않았다. 그런데 영양소를 보충한지 한 달도 안 지나 당화혈색소가 6.6%로 떨어졌다. 두 달 뒤에는 당뇨병 망막증이나 당뇨병 신증에 걸릴 위험에서 벗어난다는 당화혈색소가 6.3%까지 떨어졌다.

당뇨병 병력 8년째인 30대 독신 남성은 20대에는 매일 밤늦게까지 일하는 바람에 식생활이 불규칙했고 음주도 잦았다고 한다. 30대가 되어서 혈액검사를 해보니 인슐린 주사를 맞아야 할 정도로 고혈당이라는 사실을 알았다. 이를 걱정한 어머니가 아연이 함유된 영양제를 가져왔기에 마지못해 먹었는데 몸이 좋아지고 체중도 줄었다고 한다. 지금도 친구와 술을 마시고 야근도 하는데 혈당은 안정되어 있다.

:: 〔사례〕 30대 남성의 아연 복용 전과 후(당뇨병 병력 8년)

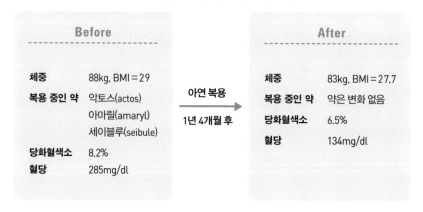

Before			After	
체중	88kg, BMI=29		체중	83kg, BMI=27.7
복용 중인 약	악토스(actos)	아연 복용	복용 중인 약	약은 변화 없음
	아마릴(amaryl)	1년 4개월 후	당화혈색소	6.5%
	세이블루(seibule)		혈당	134mg/dl
당화혈색소	8.2%			
혈당	285mg/dl			

합병증,
아연이
막을 수 있다

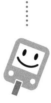

아연은 당뇨병의 3대 합병증인 당뇨병 망막증, 당뇨병 신증, 말초신경 장애를 일으키기 쉬운 기관인 눈·신장·근육·뼈·적혈구 등 당뇨병과 관계가 깊은 부위에 대량으로 존재한다. 그러므로 3대 합병증을 예방하기 위해서라도 아연은 꼭 보충해야 한다. 이러한 기관에서 아연이 왜 필요한지 알아보자.

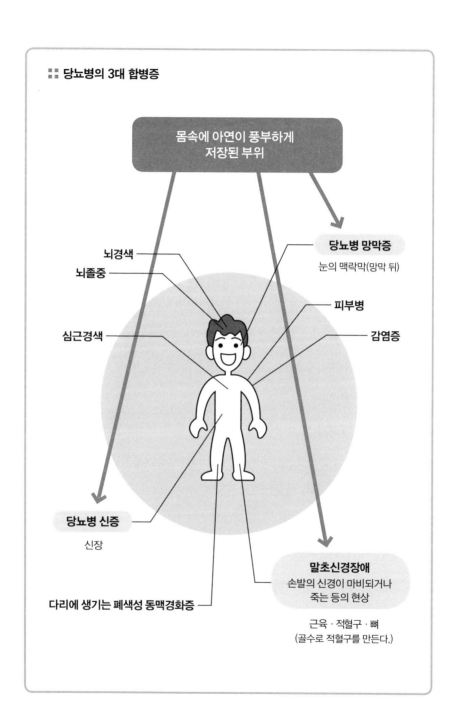

당뇨병의 3대 합병증

**몸속에 아연이 풍부하게
저장된 부위**

뇌경색

뇌졸중

심근경색

당뇨병 망막증
눈의 맥락막(망막 뒤)

피부병

감염증

당뇨병 신증
신장

다리에 생기는 폐색성 동맥경화증

말초신경장애
손발의 신경이 마비되거나
죽는 등의 현상

근육 · 적혈구 · 뼈
(골수로 적혈구를 만든다.)

눈

눈은 외부의 정보를 처리하는 중요한 기관이다. 카메라의 필름에 해당하는 망막 주변에는 아주 가느다란 혈관들이 분포되어 있다. 이 혈관들에서 고혈당 때문에 생긴 활성산소를 제거하는 일을 항산화 효소가 하는데, 이때도 아연이 필요하다.

구조적으로나 기능적으로 눈은 고혈당의 영향을 받기 쉬운 기관이다. 소화관에서 흡수된 포도당은 대부분 간으로 운반되지만 극히 일부분은 눈 주위의 혈관으로 흘러 들어간다. 그런데 망막은 인슐린 없이도 포도당을 끌어들일 수 있기 때문에 고혈당이 지속되면 필요 이상의 포도당이 망막으로 들어오게 된다. 그 결과 망막 출혈이나 망막 박리, 실명 등 이상 증상이 생긴다.

우리 몸은 아연이 모자라면 망막 뒤의 맥락막(망막과 공막 사이의 막. 외부에서 들어온 빛의 분산을 막는다)에 비축된 아연도 끄집어내 써버린다. 이런 점에서 아연 부족이 당뇨병 망막증을 일으키는 원인 중 하나라고 주장하는 것이다.

아연은 시력과도 관련이 있다. 시력을 정상적으로 유지하는데 필요한 영양소는 비타민A이다. 비타민A는 지용성 비타민의 하나로 간에 저장되어 있다가 몸이 필요로 할 때마다 사용된다. 이때 아연이 필요하다.

당뇨병 환자 중에는 아연 보충제를 섭취했더니 혈당 조절은 물론 시력까지 좋아진 사례가 있다. 건강검진을 받고 당뇨병 진단을 받은 30대 남성인데, 1년 만에 눈에 망막증까지 발병해 레이저 치료를 3회나 받았다. 고혈당이라는 말을 듣자마자 바로 영양소 보충을 시작했는데 즉시 효과가 나타나서 혈당강하제를 일주일 정도만 복용하고 그만두었다. 지금은 망막증 때문에 받은 레이저 치료의 사후 점검을 위하여 2개월에 1회 정도로 병원에 갈 뿐이다. 혈당치는 정상을 유지하고 있다.

:: 〔사례〕 망막증 때문에 레이저 치료를 받던 30대 남성(당뇨병 병력 1년)

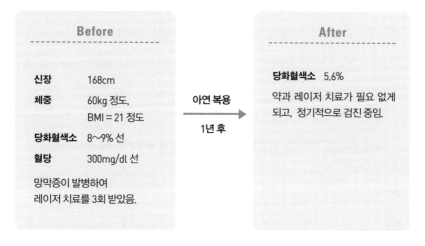

당뇨병 병력 6년의 62세 주부도 비슷한 경우다. 이 환자는 당뇨병으로 진단받은 직후부터 망막증 치료가 필요하다는 말을 들었다. 남편이 빈틈없이 식단 관리를 해주었기 때문에 식사량 조절은 철저한 편이었다. 그럼에도 왜 당뇨병이 생겼는지 이상해서 견딜 수가 없었다. 의사가 "과식하지 마세요!"라고 할 적마다 울화가 치밀어 올라서 마음속으로 이렇게 외쳤다.

'당뇨 발병 이후 체중을 5kg이나 줄이며 노력하고 있는데 과식이라니? 오히려 마른 편인데, 이 이상 무엇을 어떻게 줄이라는 거야!'

그러다가 약사의 지도를 받고 단백질 섭취를 늘리고 간식을 줄이고 한약과 영양제를 먹으니 혈당 수치가 좋아지기 시작했다. 이전에는 혈당도 200mg/dl 전후로 보통 사람보다 2배 정도나 높았는데, 지금은 절반인 100mg/dl 수준이다.

레이저 치료를 받을 때마다 시력이 떨어져 굉장히 불안했는데, 최근에는 시력이 회복되어 얼마 전까지 볼 수 없었던 방바닥의 먼지도 보인단다. 이전에는 소변이 잦아서 고민했는데, 배뇨 횟수도 줄고 망막증도 좋아져서 즐겁게 살고 있다.

:: 〔사례〕 망막증의 레이저 치료가 필요 없게 된 62세 주부(당뇨병 병력 6년)

Before			After	
신장	163cm		**1년 후**	망막 속의 흰 점이 절반으로 줄고 눈이 잘 보이기 시작함.
체중	[발병 시] 56kg, BMI = 21 [약국 방문 시] 50.7kg, BMI = 19.1		**2년 후**	당화혈색소는 5.7%, 혈당은 140mg/dl, 시력 회복(곳곳에 출혈 흔적만 남아 있음).
체지방	[약국 방문 시] 체지방률 17.6% 체지방량 8.9kg(저지방 근육형)	레이저 치료는 하지 않고	**3년 후**	레이저 치료가 필요 없다고 진단되었고, 공복 혈당은 정상 범위를 유지함.
당화혈색소	6.9%	한약 복용과 영양소 보충을 지속함		
혈당	196mg/dl			

오른쪽 눈을 레이저로 치료(망막 검사에서는 끈적끈적한 출혈이 있고 흰 점이 많이 보였음).

신장

신장은 매일 대량의 혈액을 선별적으로 여과하여 불필요한 노폐물을 오줌의 형태로 몸밖으로 배설한다. 크기는 성인의 주먹 크기에 지나지 않지만 하루에 여과하는 오줌의 양은 1~1.5ℓ나 된다.

신장의 혈관을 수축하게 하여 여과 기능을 돕는 것은 혈압 조절에 관여하는 효소인데, 이것도 아연이 없으면 작용하지 못한다. 그뿐만 아니라 아연이 부족하면 신장 질환과 고혈압이 악화된다는 연구 결과도 있다.

신장의 세포는 혈당이 높아지면 인슐린 없이도 포도당을 끌어들이는 성질이 있다. 이 때문에 너무 많아진 포도당이 당화현상을 일으키는데, 이때 발생하는 활성산소를 처리하는 데에도 아연이 필요하다.

우리가 나이를 많이 먹거나 지치고 스트레스를 받으면, 신장이 선별해서 여과하지 않고 소중한 미네랄을 오줌과 함께 배설하고 만다. 그러니 노화와 스트레스로 미네랄이 부족해진 몸에는 반드시 영양소 보충을 해주어야 한다.

근육

근육세포에 운반된 포도당을 에너지로 바꿀 때와 뭉친 근육을 풀어

줄 때 아연이 필요하다. 어깨 결림으로 고생하는 사람이 많은데 이것도 영양소를 보충하면 나을 수 있다.

어깨의 근육세포는 에너지원으로 사용하기 위하여 혈관으로부터 포도당을 끌어들인다. 그런데 비타민·미네랄이 부족하면 대사가 도중에 멈춰버리는, 이른바 교통체증을 일으킨다. 이것이 어깨 결림이다. 이럴 때 비타민B1과 철, 아연 등 필요한 영양소를 보충하면 어깨 결림이 사라진다.

근육의 상태는 매일 변하는데, 여기에도 아연이 필요하다. 운동량을 단숨에 늘리면 근육의 변화가 따라가지 못하여 근육통이 생긴다.

뼈

아연은 뼈에 저장되는 필수 미네랄의 일종으로 '뼈 미네랄'이라고도 불린다. 갱년기 이후의 여성 골다공증 환자가 아연을 비롯한 영양소를 보충하면 골다공증 약만 먹었을 때보다도 뼈 밀도가 훨씬 더 많이 개선된다.

뼈에 필요한 것은 칼슘만이 아니다. 뼈는 마그네슘, 아연과 같은 미네랄의 저장고이기도 하다. 사람은 생명이 다할 때까지 뼈를 건강하게 유지해야 한다. 뼛속의 미네랄을 다 써버리지 않도록 영양소를 보충하자.

골수

골수는 혈액 성분인 백혈구·적혈구·혈소판을 만들어낸다. 아연은 이 혈구들의 원료이기도 하다. 골수가 만든 적혈구는 온몸의 세포에 산소를 운반한다. 세포는 산소가 있어야 활동할 수 있으며, 산소 없이는 생명을 유지할 수 없다.

모세혈관을 통하여 몸 구석구석까지 산소를 운반할 때 적혈구 자체도 혈액 속의 포도당을 많이 소비한다. 이러한 적혈구의 원료 중 하나가 아연이다. 아연이 부족하면 적혈구의 막이 약해져서 모세혈관을 통과할 때 적혈구가 파괴되어 빈혈을 일으킨다. 아연 결핍으로 빈혈이 생기면 산소의 운반량이 줄기 때문에 세포가 포도당을 에너지로 바꿀 수 없다. 그래서 고혈당을 개선할 수 없는 것이다.

활성산소 제거에도
아연이
꼭 필요하다

아연은 세포 안으로 들어온 포도당을 에너지로 바꿀 때도 필요하다. 우리 몸에 아연이 충분히 있으면 3대 영양소는 활동에 필요한 에너지(체온과 기력)와 물, 이산화탄소로 바뀐다. 그렇지 못한 경우에는 불필요한 잔여물이 몸속에 쌓여 생활습관병의 원인이 되고 에너지가 충분히 생기지 않아서 몸이 나른해진다. 대표적인 증상이 공해(公害)병으로 알려진 미나마타병과 이타이이타이병이다. 이는 수은·카드뮴이 몸속에 축적되어 일으키는 병이다.

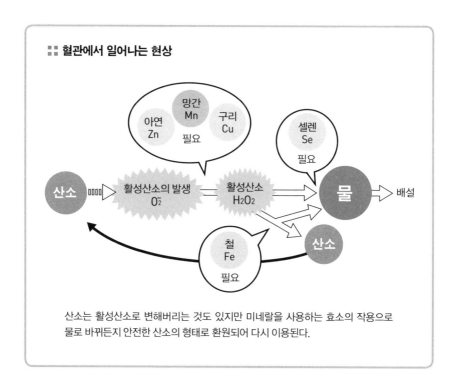

산소는 활성산소로 변해버리는 것도 있지만 미네랄을 사용하는 효소의 작용으로 물로 바뀌든지 안전한 산소의 형태로 환원되어 다시 이용된다.

우리 주변에도 유해 미네랄은 어느 정도 존재한다. 수은·카드뮴 같은 유해 미네랄이 우리 몸에 들어오면 간에서 만들어지는 해독 단백질은 그 몸체에 수은·카드뮴 등 유해 성분을 가둔다. 이런 단백질을 간에서 많이 만들수록 해독력이 강해진다. 그러므로 간의 해독력을 강하게 하려면 그 원료인 아연과 단백질을 충분히 섭취해야 한다.

참고로 말하면, 거의 모든 생명체는 해독 단백질을 지니고 있다. 바다에 서식하는 작은 조개를 비롯해 고래나 소에 이르는 모든 생물에 이러한 단백질이 존재한다. 그러므로 해독 단백질 속에는 수은·카드뮴 같은 해로운 미네랄이 들어 있는 게 당연하다. 음식을 먹을 때는 이 점에 주의해야 한다. 특히 오염된 토양이나 해양에 사는 동물과 어패류에는 많은 양의 유해 미네랄이 들어 있다. 편식하지 않는 것은 물론이고, 균형 잡힌 식사를 하는 게 건강을 해칠 위험을 줄이는 열쇠이다.

아연은 활성산소를 제거하는 항산화 효소에도 필요하다. 활성산소는 아연과 같은 적합한 미네랄이 있으면 물로 바뀌어 안전하게 배설되지만, 혈당이 높으면 온몸의 혈관에서 활성산소를 발생시켜 염증을 유발한다. 활성산소는 몸속에 침입한 병원균을 죽이기도 하지만 우리 몸을 무차별적으로 손상시키기도 한다. 활성산소는 혈관 속에서 산화작용을 일으켜 살갗의 기미·주름과 귓불의 주름이 생기게 힐 뿐만 아니라 혈관 벽도 파괴한다. 이렇게 상한 혈관 벽에는 이를 복구하고자 혈소판이 모여서 딱지가 생기는데 여기에 적혈구가 걸려들면 혈전이 된다. 혈당이 높은 사람은 혈관에 혈전이 생기기 쉬우므로 뇌졸중과 심근경색 같은 혈관장애에 걸릴 위험을 늘 안고 있다.

이처럼 아연은 끊임없이 발생하는 활성산소를 제거하기 위해 건강한 사람에게도 없어서는 안 되는 미네랄이며, 당뇨병에 걸린 사람이라면 필수적으로 보충해야 하는 중요한 영양소라는 것을 잊어서는 안 된다.

아연이 부족해서
생기는
증상과 질병들

빈혈

아연이 부족하면 빈혈이 생긴다. 우리의 혈액은 빨간색을 띠고 있는데 이는 혈색소(헤모글로빈)의 색깔이 빨갛기 때문이다.

빈혈의 정도는 혈색소를 측정하면 알 수 있다. 흔히 빈혈이라고 하면 혈색소의 주성분인 철분이 부족한 게 아닌가 하고 생각하기 쉬운데 아연도 적혈구의 성분 중 하나이다. 아연이 모자라면 적혈구의 막이 물러져

▪▪ 아연 부족은 빈혈을 부른다

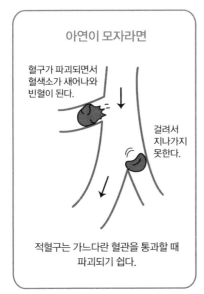

아연이 모자라면

혈구가 파괴되면서
혈색소가 새어나와
빈혈이 된다.

걸려서
지나가지
못한다.

적혈구는 가느다란 혈관을 통과할 때
파괴되기 쉽다.

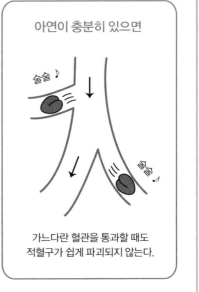

아연이 충분히 있으면

술술 ♪

슬슬 ♪

가느다란 혈관을 통과할 때도
적혈구가 쉽게 파괴되지 않는다.

서 가느다란 혈관을 통과할 때 혈구가 파괴된다. 이때 혈구 속의 혈색소
가 밖으로 새어나와 빈혈이 생기는 것이다.

참고로 말하자면, 빈혈을 개선하면 당뇨병 검사치인 당화혈색소 수치
를 크게 떨어뜨릴 수 있다. 당뇨병의 지표가 되는 당화혈색소 수치는 적
혈구의 혈색소에 어느 정도의 비율로 포도당이 결합하여 있는지를 백분
율로 나타낸 것이다. 빈혈을 일으켜 분모가 작아지면 수치가 커지게 된
다. 생활습관을 바꾸지 않더라도 빈혈을 개선하여 분모를 크게 하는 것
만으로 검사치가 작아질 수 있다.

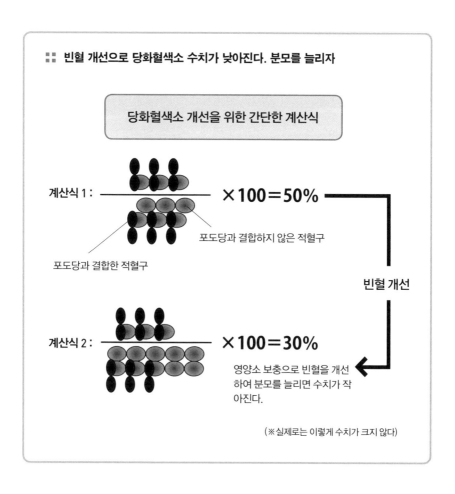

빈혈 개선으로 당화혈색소 수치가 낮아진다. 분모를 늘리자

당화혈색소 개선을 위한 간단한 계산식

계산식 1 : ──────── ×100＝50%

포도당과 결합하지 않은 적혈구

포도당과 결합한 적혈구

빈혈 개선

계산식 2 : ──────── ×100＝30%

영양소 보충으로 빈혈을 개선
하여 분모를 늘리면 수치가 작
아진다.

(※실제로는 이렇게 수치가 크지 않다)

빈혈을 개선하려고 증혈제(增血劑)를 복용하기도 하는데 주의가 필요하다. 일반적으로는 혈색소의 주성분인 철분이 함유된 영양제를 사용하는 사람이 많은데, 철과 아연은 인체에 흡수될 때 서로 경쟁하는 속성이 있다. 그래서 많은 양의 철분을 섭취하면 아연의 흡수량이 상대적으로 적어지기 쉽다. 빈혈을 하루 빨리 개선하고 싶은 마음에 한 종류의 영양소를 대량으로 섭취하는 것 역시 현명하지 못하다. 적은 양으로도 흡수

가 질되는 방법을 궁리할 필요가 있다.

같은 철분제여도 헴 철(heme iron: 헤모글로빈을 효소로 처리하고 분리해서 얻은 흑갈색의 분말 또는 과립. 냄새가 없거나 약간의 특유한 냄새가 있는 천연 철분 강화제)이 포함된 철분제는 비교적 위에 부담을 덜 준다.

알츠하이머성 치매(인지증)

우리 몸에 아연이 부족하면 뇌, 근육, 신장 등 아연의 저장고 구실을 하는 기관은 자체에서 아연을 배출한다. 그리고 그 조직은 쭈그러든다. 당뇨병 환자는 알츠하이머성 치매에 걸릴 확률이 정상인보다 3배나 높다고 하는데, 아연 부족이 그 원인일 수 있다고 본다.

지속적인 스트레스

우리 몸은 스트레스를 받으면 이에 대항하려고 스테로이드호르몬을 분비한다. 이는 스트레스로부터 자신을 보호하기 위한 호르몬이다.

그런데 스테로이드호르몬이 계속 분비되면 오히려 스트레스 상태가 지속된다. 이럴 때는 뇌가 스테로이드호르몬이 더 나오지 않도록 분비 스위치를 꺼야 할 필요가 있다. 이같이 뇌가 스테로이드호르몬의 분비를 억제할 때 필요한 미네랄도 아연이다. 따라서 아연이 부족하면 스트레스 상태가 지속되는 결과를 가져온다.

골다공증, 입꼬리염, 손톱 변형, 거친 피부, 건조한 모발

아연은 체내에서 단백질을 합성할 때 반드시 필요한 영양소이다. 그러므로 아연이 부족하면 단백질 합성이 잘되지 않아서 피부가 거칠어지거나 면도 후에 부스럼이 생기고, 구내염, 입꼬리염 등의 증상이 나타난다. 또한 머리카락이 부스스하여 정리가 잘되지 않거나 손톱이 변형되며, 얼굴이 푸석푸석해 보이기도 한다. 젊을 때보다 키가 상당히 작아졌다며 한숨짓는 사람들이 있는데, 이런 현상도 아연이 결핍되면 생길 수 있다.

이처럼 미네랄은 미용과 노화 현상에 영향을 끼친다.

식욕 부진, 미각 이상

우리는 침으로 음식물을 녹이고 혀로 맛을 느낀다. 침의 성분은 단백질인데 이것의 합성에도 아연이 필요하다.

침으로 녹인 성분에서 맛을 느끼는 세포에도 아연이 많이 들어 있다. 아연이 모자라면 맛을 느낄 수가 없어서 미각에 이상이 생긴다. 미각은 음식의 맛뿐만 아니라 독소 등 위험을 감지하는 중요한 기능도 있다.

이처럼 우리의 생명을 지키는 중요한 부위에 아연이 많이 들어 있다.

암

당뇨병이 발병하면 암에 걸릴 확률도 높아지는데 이것도 아연 부족과 관련이 있다.

후쿠오카현 히사야마읍의 주민은 연령과 직업이 평균적인 일본인과 같다고 하여 일본 국민의 축소판으로 알려져 있다. 이 읍의 주민들을 대상으로 질병의 역학조사를 실시하는 '히사야마읍 연구'의 과제 중에는 일본인이 걸리기 쉬운 위암과 당뇨병의 조사도 있었다. 이 조사 결과에 따르면 당뇨병 환자와 고혈당인 사람은 암에 걸릴 확률이 정상인보다 4.2배나 높다고 한다. 이 같은 결과의 원인을 분석하면 다음과 같다.

첫째, 면역력의 저하이다. 혈액 속의 백혈구는 몸에 침입한 병원균을 잡아먹거나 이물질을 공격하여 우리 몸을 보호한다. 당뇨병으로 혈당이 오르면 백혈구도 자체의 단백질에 포도당이 결합하는 탓에 변질되고 만다. 변질된 백혈구는 암세포를 제대로 방어할 수 없다. 게다가 고혈당인 사람은 체온이 낮아지기 쉬워서 면역세포도 힘을 제대로 발휘할 수 없게 된다. 체온이 높으면 면역세포의 작용이 활발해지지만 아연 등의 영양소가 부족하면 필요한 체온을 만들 수 없어 면역력이 떨어지고 만다.

둘째, 아연이 부족하면 유전자의 오작동이 일어나기 쉽다. 인체는 매일 오래된 세포에서 새로운 세포로 바뀐다. 이 과정에는 유전자가 정상적으로 복제되는 것이 기본 전제인데 여기에도 아연이 필요하다.

아연이 부족하면 정상적으로 세포를 만들지 못하므로 면역세포의 작용이 저하되고 비정상 세포의 처리도 충분히 할 수 없다. 그래서 암과 당뇨병에 걸리기 쉬워지는 것이다.

아연을
효과적으로
보충하는 방법

하루에 필요한 아연 섭취량은 성인의 경우 12~13mg(상한선은 30mg, 임신이나 수유 중일 때는 3mg을 더 섭취)인데, 실제 섭취량은 그에 훨씬 못 미치는 것으로 조사되었다. 그렇다면 우리는 어떤 식품을 통해서 아연을 보충할 수 있을까?

아연은 채소 중에서도 콩과 같이 단백질이 풍부한 식품에 많이 들어 있다. 또한 어패류와 견과류에도 많이 포함되어 있으나 어느 쪽이든 한꺼번에 많이 섭취하는 것은 삼가야 한다. 가까운 바다에는 중금속이 흘러들어서 어패류의 생체 속에 농축되어 있을 수 있다. 그리고 견과류는 지방이 많아서 열량이 높으며 아연 흡수를 방해하는 물질도 함유하고 있다. 가장 중요한 것은 다양한 종류의 식품을 골고루 섭취하는 것이다. 그래도 부족하다면 보충제를 복용하자.

조금 비싸더라도 천연의 영양 보충제가 효과적이다. 보충제 등으로 아연을 지나치게 많이 섭취한 나머지 이상 증세가 나타나는 경우도 있다. 아연의 과다 섭취로 말미암아 미네랄의 균형이 깨져서 항산화 효소의 활성이 저하되기도 하고, 빈혈이 생기거나 인슐린의 분비가 줄어드는 일도 생긴다. 일시적으로는 두통·구역질·위통·설사 등의 증상이 나타나지만 아연 섭취를 중지하면 사라진다.

아연은 인슐린의 원료가 될 뿐만 아니라 활성산소를 제거하는 항산화 효소의 원료도 되므로 매우 중요하다. 하지만 너무 많이 섭취하면 몸에 필요한 활성산소까지 제거하게 되는 수도 있다. 그렇게 되면 반대로 인슐린의 분비가 저하된다.

아연이나 철, 칼슘 등의 단일 미네랄만을 많이 섭취하는 것도 역효과를 낳는다. 같은 종류의 미네랄이라는 점에서 유형이 서로 닮았기 때문에 장에서 흡수될 때 경쟁을 벌여서 다른 미네랄의 흡수를 방해하는 까닭이다.

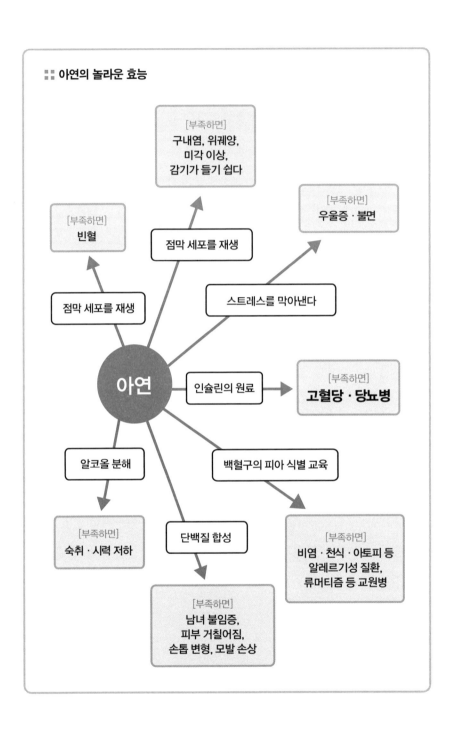

:: 아연의 놀라운 효능

[부족하면]
구내염, 위궤양,
미각 이상,
감기가 들기 쉽다

[부족하면]
빈혈

[부족하면]
우울증 · 불면

점막 세포를 재생

점막 세포를 재생

스트레스를 막아낸다

아연

인슐린의 원료

[부족하면]
고혈당 · 당뇨병

알코올 분해

백혈구의 피아 식별 교육

단백질 합성

[부족하면]
숙취 · 시력 저하

[부족하면]
비염 · 천식 · 아토피 등
알레르기성 질환,
류머티즘 등 교원병

[부족하면]
남녀 불임증,
피부 거칠어짐,
손톱 변형, 모발 손상

∷ 식품 100g당 아연·구리 함유량

(출처 : 2005년도 일본식품표준성분표)

식품	아연 함유량(mg)	구리 함유량(mg)
굴	13.2	0.89
멸치	7.2	0.39
코코아	7.0	3.8
돼지 살코기	6.9	0.99
소 뒷다리살	6.4	0.11
녹차가루	6.3	0.6
참깨	5.9	1.68
누에콩	4.6	1.2
닭 간(肝)	3.3	0.32
통밀가루	3.0	0.42
국수	2.4	0.54
소라	2.2	0.39
청국장	1.9	0.61
풋콩	1.3	0.36
옥수수	1.0	0.1
가자미	0.8	0.03
두부	0.6	0.15

(출처 : 2005년도 일본식품표준성분표)

∷ 식품별 1회 섭취량에 따른 아연 함유량

식품	1회 섭취량	아연 함유량(mg)
굴	1개	6.0
소 뒷다리살	70g	2.9
돼지 살코기	70g	1.8
현미	200g	1.6
정백미	200g	1.2
우유	200cc	0.8
두유	200cc	0.6
두부	반 모	1.0
콩가루	10g	0.35
아몬드	5알	0.3

우리 몸에 꼭 필요한 아연 이외의 비타민·미네랄들

포도당이 대사 경로를 거쳐 에너지로 바뀌는 과정에는 아연 이외에도 많은 비타민·미네랄이 필요하다. 대표적인 것 몇 가지를 알아보자.

셀렌

한국인과 일본인의 당뇨병은 인슐린의 분비가 나빠지면서 시작된다.

셀렌은 양이 적은 인슐린을 효과적으로 작용하게 하여 고혈당 상태의 몸을 안전하게 지켜준다. 셀렌은 우선 인슐린이 빠르고 효과적으로 세포에 작용하도록 돕는다. 그리고 포도당을 에너지로 바꿀 때, 활성산소를 제거할 때도 유용하게 작용한다.

당뇨병 환자이면서 흡연자이거나 비만한 사람에게 특히 필요한 미네랄이 셀렌이다. 그런데 주의할 점이 있다. 인슐린 주사를 맞는 사람은 인슐린의 작용이 빨라져서 도리어 저혈당을 일으킬 수 있기 때문이다.

아연과 마찬가지로 셀렌도 보충제로 과도하게 섭취하거나 셀렌만 장기간 섭취하면 역효과를 가져온다. 췌장이 인슐린을 분비할 때 필요한 활성산소마저 제거해 오히려 인슐린이 적게 분비되어서 증상이 나빠질 수 있다.

셀렌은 털게, 멍게, 가다랑어, 뱀장어, 삼치, 전갱이, 참치, 대구 알, 가리비, 멸치, 열빙어, 연어 알, 미꾸라지, 까나리, 바다참게, 꼴뚜기, 꽁치, 굴, 닭가슴살, 달걀 등에 많이 함유되어 있다.

크롬

크롬은 세포에 작용하는 인슐린의 기능을 개선하여 인슐린이 효과적으로 작용하도록 돕는 미네랄이다. 크롬은 당뇨병 병력이 오래되고 나이가 많을수록, 여성보다는 남성에게 부족하기 쉽다. 특히 비만한 사람이라면 반드시 보충해야 하는 미네랄이다.

살찐 사람의 지방세포에서는 인슐린의 작용을 방해하는 생리활성물질이 나온다. 환자가 인슐린 분비를 촉진하는 약을 먹었더라도 그 작용이 방해를 받으면 인슐린은 포도당을 세포 내로 들여보낼 수 없다.

맥주는 당뇨병에 나쁜 영향을 주지 않는다고 믿는 사람들이 많다. 알코올 도수가 낮고, 맥주 양조의 부산물인 효모에 크롬이 많이 들어 있다는 생각에서 그렇게 믿고 싶겠지만 사실과 다르다. 맥주는 이미 효모가 분리된 상태다. 다시 말해 크롬이 함유되어 있는 것은 맥주 찌꺼기까지이다. 양조 효모인 이 찌꺼기에는 미네랄이 많이 들어 있어서 애완동물들이 좋아한다.

크롬이 중요하다고 해서 남용해서도 안 된다. 모든 종류의 크롬이 효과가 있는 것은 아니기 때문이다. 무기 크롬, 유기 크롬 등의 단독 미네랄은 우리 몸속에서는 쓰이지 않는다. 그러므로 단독 미네랄로 제조한 보충제가 아닌 천연물로서 크롬이 많이 함유된 식품을 섭취해야 한다.

크롬은 양조 효모, 붕장어, 톳, 가리비, 수박·호박 씨, 이탈리아의 파르마산 치즈, 소 뒷다리살, 통밀빵, 밀개떡, 곶감, 바지락, 참치, 가다랑어, 두부 등에 많이 들어 있다.

비타민B₁

장시간 눈을 사용하면 탄수화물 대사의 시동 장치인 비타민B₁이 소모된다. 탄수화물은 에너지로 바뀌기까지 3단계의 대사 경로를 거치는데,

비타민B$_1$이 모자라면 1단계도 통과하지 못한다. 이런 상태에서는 밥이나 빵을 먹더라도 탄수화물이 에너지로 바뀌지 못하고 젖산으로 변해버린다. 그리고 젖산은 체내의 특정 부위에 쌓여 어깨 결림이나 요통을 일으킨다. 눈을 혹사하는 생활 탓에 혈당이 오른 사람은 운동을 적절히 하면서 비타민B$_1$을 보충해야 한다.

비타민B$_1$은 싹튼 종자나 콩, 발아현미, 밀 싹, 고구마 순, 옥수수 싹, 양배추에 많이 들어 있다.

비타민B$_6$

당뇨병을 예방하려면 채소를 꼭 섭취해야 한다. 무리 없이 식사량을 줄일 수 있고 포만감도 느낄 수 있기 때문이다. 채소에 들어 있는 비타민 B$_6$나 마그네슘은 인슐린을 분비하는 췌장을 보호한다.

비타민B$_6$는 신선한 채소에 많이 함유되어 있다. 비타민B$_6$가 부족하면 단백질 속에 들어 있는 필수아미노산인 트립토판의 대사작용이 원활해지지 않는다. 그 결과 췌장이 타격을 받아서 당뇨병에 걸리기 쉬워진다.

당뇨병에 걸려 쉽게 초조해하거나 불면에 시달리는 사람들이 꽤 있는데, 신경안정물질의 생성에 필요한 비타민B$_6$의 부족이 원인일 수 있다.

비타민B$_6$는 녹색 채소, 곡물, 해조류, 양배추 싹, 밀 싹, 해바라기 싹 등에 많이 들어 있다.

마그네슘

우리 몸에는 칼슘과 마그네슘이 일정한 비율로 존재한다. 뼛속에는 5:1, 조직 속에는 2:1로 존재하지만 오줌으로는 1:1의 비율로 배설된다. 당뇨병으로 혈당치가 200mg/dl 이상으로 오르면 오줌에 칼슘과 함께 마그네슘도 섞여 배설되므로 골다공증에 걸리기 쉽다.

혈액 속에 마그네슘이 부족해지면 뼛속에 저장된 것을 꺼내서 사용하게 되는데 그때 칼슘도 5:1의 비율로 빠져나온다. 이 때문에 남아돌게 되는 칼슘은 혈관의 내피세포에 파고들어 혈관을 수축시킨다. 이렇게 되면 혈압이 올라가고 동맥경화가 올 수 있다.

칼슘은 천연의 혈압 강하제라고 불리지만 일정한 비율의 마그네슘이 없으면 정상적으로 작용할 수 없다. 그러므로 짙은 녹황색 채소, 견과류, 종자류, 통곡물, 완두 등에 들어 있는 마그네슘을 섭취해야 한다.

망간·구리·철

고혈당이 되면 혈액 속의 포도당이 혈관의 내벽에 달라붙어 염증을 일으켜서 활성산소가 발생한다. 이 활성산소를 내버려두면 혈관이 손상되어 동맥경화의 진행이 빨라진다. 또한 작은 사고에도 혈관이 파열하여 심한 출혈을 일으키거나, 터진 곳을 보수하려다가 혈전이 생겨 경색을 일으키고 만다. 이를 방지하려면 활성산소를 제거하는 영양소인 아연·망간·구리·철·셀렌 등의 미네랄을 섭취해야 한다. 이 미네랄들은 대사작용을 통해 포도당을 에너지로 바꿀 때에도 필요한 영양소이다. 그래서 혈당치가 높은 사람은 이 미네랄들을 충분히 섭취해 혈당의 대사를 정상화하고, 고혈당으로 말미암아 혈관에 생긴 활성산소를 제거해야 한다.

망간은 주로 해조류, 민물조류, 과일에 많고, 구리는 싹 튼 견과류와 표고버섯, 영지버섯 등 면역력을 강화시키는 식물에 많이 들어 있다. 철은 병아리콩, 편두, 해조류, 녹황색 채소, 새싹 등에 많이 들어 있다.

단백질

비타민·미네랄이 필요하다고 채식만 해서는 곤란하다. 열량에 신경을 쓴 나머지 육류와 생선·달걀·콩 등 단백질 식품을 충분히 섭취하지 않으면 원료인 아미노산이 부족하여 인슐린을 만들 수 없다.

식사 양을 줄이는 게 최선이 아니다. 영양소를 적절히 섭취하고 있는지 다시 살펴보는 게 우선이다.

인슐린의 분비 상태와 단백질의 부족 정도는 병원에서 측정하는 혈액검사의 알부민과 총단백질(total protein·TP) 수치로 확인할 수 있다.

제 4 장

이렇게나 잘 먹는데
아연 결핍이라니…

당뇨병은 '유전병'이라고 생각하는 사람도 많겠지만,

환자 대부분의 발병 원인은 유전과 관계가 없다.

바람직하지 않은 생활습관 탓에

영양 부족에 빠져서 당뇨병에 걸리는 게 일반적이다.

그런데 요즘같이 먹을거리가 풍족한 시대에

왜 영양 부족이 나타나는 걸까?

이번 장에서는 그 원인을 자세히 알아본다.

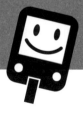

식품 속 영양소가 줄어들었다

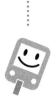

당뇨병 환자 수가 급격히 늘어난 시점은 제2차 세계대전 이후였다. 유전성이 강하다는 설이 있었지만 실제로 유전으로 발병한 확률은 1.2배에 지나지 않았고, 오히려 생활습관이 더 큰 원인으로 밝혀졌다.

당뇨병은 누구라도 언제든 걸릴 위험이 있는 질환이다. 에너지원인 3대 영양소(탄수화물·지방·단백질)와 비타민·미네랄이 균형을 이루면 문제 될 게 없지만 어느 한 영양소라도 부족하여 균형이 무너지면 당뇨병에 걸릴 위험이 커진다.

그런데 왜 몸속에서 비타민·미네랄이 부족하게 되었을까? 당뇨병 환자 가운데는 비타민·미네랄을 충분히 섭취하는데도 영양소가 부족하여 고민하는 사람이 많은 편이다. 균형 잡힌 식사를 제대로 하고 있는데도 어느새 영양소가 부족해지는 것이다. 이런 현상의 이면에는 식생활의 변화가 자리 잡고 있다.

가장 큰 이유는 식품에 함유된 영양소 자체가 줄었기 때문이다.

제2차 세계대전 후 공업이 발전하고 음식문화가 급속히 변화하면서 정미기로 곡류를 희고 곱게 벗겨내는 것이 유행처럼 퍼졌다. 쌀알과 밀알의 껍질에 있는 영양소를 도정으로 제거하기 시작한 것이다. 도정하기 전의 쌀과 밀의 표면에는 칼륨·마그네슘·인·철·아연·구리와 같은 미네랄과 비타민B_1·비타민B_6·비타민E·니아신·엽산·판토텐산 등의 비타민이 함유되어 있다. 포도당을 에너지로 바꿀 때 필요한 영양소인데 정미기로 깎아냈으니 안타깝게도 섭취할 길이 없다.

또한 비타민·미네랄의 보고가 되어야 할 채소류도 화학비료 사용 등의 영향으로 영양소를 많이 잃어버렸다. 전쟁이 끝난 후부터 퇴비·거름과 같은 천연비료의 사용이 줄고 질소비료·인산비료의 사용이 늘고 말았다. 그와 동시에 재배 방법도 변화하여 소비자의 욕구에 맞춰서 채소를 생산하다 보니 시장에는 크고 겉모양이 좋은 생산물이 넘쳐나지만, 그 대가로 재배 과정에서 채소의 영양소는 줄어들었다.

한때 일본에는 '에도병'이 유행했었다. 에도시대에 도정된 백미를 먹는 풍조가 유행했는데, 그 영향으로 비타민B_1이 부족해 지위 고하를 막론하고 각기병이 널리 퍼졌다. 오늘날의 당뇨병도 대사에 필요한 영양소가 부족하여 퍼진 일종의 유행병이 아닌가 하는 생각이 든다.

소중한 아연이 소변으로 배설되고 있다

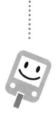

제2장에서도 지적했듯이 몸속에서 아연 등의 미네랄을 운반하는 것은 간에서 만들어지는 알부민이다. 하지만 혈당이 높으면 포도당이 알부민에 달라붙어 알부민의 수명이 다할 때까지 떨어지지 않는다. 결국 배달꾼이 없어진 미네랄은 '성글게 엮은 소쿠리에서 물이 새듯' 오줌과 함께 배설되어버린다.

국립영양연구소에 근무했던 니시무타 마모루 선생의 연구 보고서를 통해서도 제기되었지만, 정신적·육체적 스트레스를 받으면 소변에 섞여

피로 · 스트레스 · 노화로 오줌과 함께 배설되는 아연의 양이 늘어난다

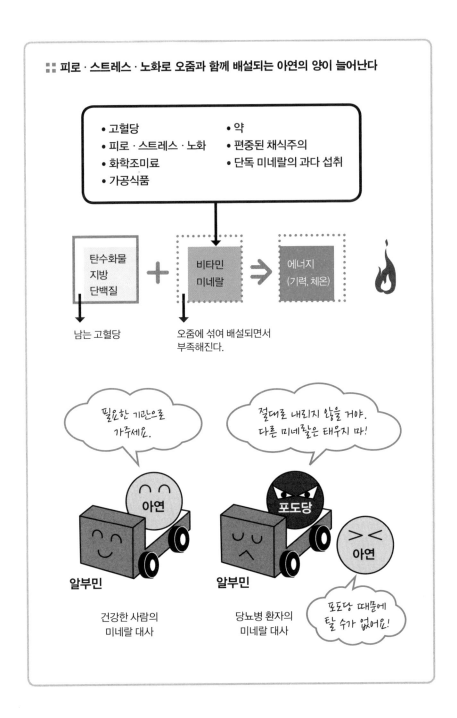

134

배설되는 아연의 양이 많아진다. 그러니 스트레스가 많은 사람은 배설되는 영양소의 양을 감안하여 더 많이 보충해야 한다.

더구나 아연은 다른 미네랄과 달리 땀과 함께 배출되는 특징이 있다. 불더위로 땀을 많이 흘리게 되는 여름에는 더더욱 아연 보충에 신경을 써야 한다. 앞서 설명했듯이 격하게 몸을 움직이는 운동선수에게 빈혈이 생기기 쉬운 이유도 아연이 모자라기 때문이다.

매실 장아찌, 돌소금, 해조류에서 채취한 천연 소금을 먹으면 나트륨뿐만 아니라 다양한 미네랄을 섭취할 수 있다.

조리법을 바꾸자

요리 방식을 잘못 선택하면 애써 섭취한 영양소가 배설될 위험이 있다. 이를테면 맛국물 조리법이 그렇다.

여러분의 가정에서는 즉석 맛국물을 사용하고 있을 것이다. 이는 맛을 우려내는 수고를 덜어주면서 맛있는 요리를 만들 수 있게 해주므로 바쁜 주부에게는 아주 고마운 상품이다. 그런데 즉석 맛국물에는 천연 재료를 화학 처리(가수분해)한 것이 들어 있다.

물론 산·알칼리의 농도는 중화되어서 인체에 해롭진 않지만, 화학 처리를 한 것에는 구조적으로 특유한 '말단기'(아미노산이 다수 결합하여 생성되는 단백질 등의 고분자 화합물의 양쪽 끝에 위치하는 기. 단백질의 경우에는 아미노기와 카르복실기가 있다)가 생긴다. 이 말단기는 아연과 결합하기 쉬운 속성이 있다. 그래서 아연은 섭취되더라도 흡수되기보다는 말단기에 달라붙어서 배설된다.

실제로 아연은 화학 처리로 생긴 3종류의 유기화합물(아미노기, 카르복실기, 티올기)과 고리 모양으로 결합한다. 이런 이유로 즉석 맛국물 같은 화학 처리 식품을 자주 먹으면 아연 결핍증이 생기기 쉬운 것이다. 참고로 말하면 단백질 가수분해를 이용한 식품은 우리 주변에 널려 있다. 컵라면 같은 즉석식품은 물론 절임류, 스낵류도 아연을 부족하게 만드는 원인이 된다.

우리 시어머니는 나처럼 직장에 다니면서 집안일을 하셨는데, 맛국물 요리법이 아주 기발했다. 먼저 냄비에 찬물을 부은 뒤 멸치만 넣으면 끝이었다. 나도 학창 시절에 가락국수점에서 잠시 일했는데, 매일 밤 장사가 끝나기 전에 냄비에 물을 부어 다시마를 담가두었다가 그 다음날 국물을 우렸던 기억이 난다. 그런 경험 덕분에 나는 지금도 냄비에 물을 붓고 멸치와 표고버섯, 다시마를 담가놓았다가 요리를 시작할 때 끓인다. 이 정도로도 맛있는 국물이 만들어진다.

가공식품도 주의하자

가공식품도 영양소 부족을 부르는 대표적인 음식물이다. 그 이유는 두 가지이다.

첫째, 채소를 데침으로써 영양소를 물에 흘려보낸다. 냉동 채소든지 포장 채소든지 간에 가공식품의 때깔이 싱싱해 보이고 모양이 그럴듯하게 보존하려면 데친 후 말리거나 화학첨가제를 탄 물에 담가두어야 한다. 이때 물에 녹는 수용성 영양소가 씻겨 나간다.

둘째, 각종 식품첨가물이 영양소의 흡수를 방해한다. 대표적인 것으로는 1957년도에 식품첨가물로 승인된 폴리인산염(폴리인산나트륨·PH조정제·인산염·결착제 등으로 표시되기도 한다)이 있다. 이것은 미트볼이나 반죽 제품의 결합력을 높이는 데는 물론 식품의 변색 방지, 치즈 숙성 등에 쓰인다.

식품첨가물로서 몸속으로 들어온 폴리인산은 대부분 변에 섞여 배설되는데, 그때 아연·칼슘·마그네슘·철·구리 등의 금속 미네랄과 결합한 상태로 배설되는 것이 문제다. 마치 미네랄의 흡수를 막고 배설을 부추기는 꼴이다.

그러니 성장기 자녀의 몸에 질병의 싹을 키우지 않으려면 식품첨가물이 들어 있지 않은 집밥을 먹는 것이 가장 좋다. 주부의 입장에서는 채소를 다듬어 음식을 조리하는 일만으로도 적잖은 운동 효과를 볼 수 있으므로 다이어트에도 안성맞춤이다.

약 복용에 신중하자

　무턱대고 약을 복용하는 습관이 애써 섭취한 아연을 소변으로 배출시킬 수 있다. 약이 아연의 흡수를 방해하고 배설을 조장하기 때문이다.

　약의 과다 복용으로 아연이 지속적으로 배출되면 맛있는 음식을 먹어도 맛을 느끼지 못하는 증세에 시달릴 수 있다. 혀에서 맛을 느끼는 맛봉오리에는 아연이 많이 들어 있는데, 아연이 부족해지면 미각을 느끼는 구조에 장애가 일어난다. 20년 전에는 약과의 상호작용으로 생기는 미각 이상이 전체 미각장애 환자의 25%이라고들 했는데 실제로는 더 많을 성싶다.

　미각장애 이외에, 많은 양의 '트라넥사민산(tranexamic acid)'을 개에게 장기적으로 투여했더니 망막에 장애가 나타났다는 연구 보고도 있다. 망막에 생긴 이상이 아연 부족과 관련이 없다고 잘라 말할 수는 없다.

　의사들은 이뇨제 복용으로 당뇨병 발병률이 높아진다는 사실을 알고 있다. 약품 전체를 볼 때 정도의 차이는 있겠지만, 아연 부족을 일으킬 수 있다고 짐작되는 약제는 139쪽의 표와 같다(그렇다고 해서 이 약들을 의사와 상담하지 않고 마음대로 복용을 중지하면 위험하다).

　우리나라의 약제 소비량은 지난 반세기 동안 엄청나게 증가했으며, 지금도 꾸준히 증가하고 있다. 건강 증진을 위해 약 복용을 최소한으로 줄이는 노력이 필요하다.

:: 아연 부족을 일으킬 가능성이 있는 약제들

이뇨제	프루이트란(Fluitran), 라식스(Lasix), 알닥톤-A(Aldactone-A)
혈압강하제	**[칼슘 길항제]** 아다라트(Adalat), 헤르베서(Herbesser), 디오반(Diovan), 암로딘(Amlodin) **[교감신경 억제제]** 알도메트(Aldomet) **[앤지오텐신전환효소 억제제]** 캡토릴(Captoril)
혈관수축제	에포틸(Effortil)
진통제	프림페란(Primperan)
소화궤양제	게파닐(Gefanil), 무코스타(Mucosta)
해열진통제	아스피린, 폰탈(Pontal), 인다신(Indacin), 록소닌(Loxonin)
항알레르기 약	폴라라민(Polaramine), 피레시아(Pyrethia)
천식 치료제	키프레스(Kipres), 싱글래어(Singulair)
항간질 약	알레비아틴(Aleviatin), 테그레톨(Tegretol)
항파킨슨 약	도파스톤(Dopaston), 메네시트(Menesit), 아테인(Artane)
항불안제	디아제팜(Diazepam), 벤자린(Benzalin), 레스미트(Resmit), 할시온(Halcion)
간질환제	티오라(Thiola), 타티온(Tathion)
자율신경 약	항콜린제(anticholinergic drugs), 인데랄(Inderal)
항생물질	린코마이신(lincomycin), 박타르(Baktar), 사라조피린(Salazopyrin), 훈기존(Fungizone), 리팜피신(Rifampicin·RFP)
항암제	아드리아신(Adriacin), 푸트라풀(Futraful), 빈크리스틴(Vincristine)
항갑상선제	메르카졸(Mercazole)
통풍 약	콜히친(Colchicine)
기관지확장제	스피로펜트(Spiropent)
골다공증 약	보나론(Bonalon), 베네트(Benet)

채식주의가 당뇨병의 원인이 될 수 있다

채소는 비타민·미네랄의 보고이므로 반드시 충분하게 섭취하는 것이 맞다. 하지만 지나치게 채식을 고집하면 단백질과 아연이 부족해져 당뇨병이 생길 위험이 있다. 주로 채식을 하는데도 불구하고 혈당이 올라서 남몰래 고민하는 사람들이 그러하다.

아연은 식품첨가물이나 약제에 들어 있는 말단기와 결합하기 쉽고, 식이섬유 속의 피트산(phytic acid)과도 쉽게 결합한다. 그래서 식이섬유를 지나치게 많이 섭취하면 아연이 잘 흡수되지 않고 대변과 함께 배설되고 만다. 배설량이 많고 섭취량이 적으면 당연히 부족 증상이 나타난다.

피트산은 현미·밀·콩 등의 곡물에 많이 들어 있다. 콩 단백질도 아연과의 결합력이 강하여 아연의 흡수를 방해한다고 한다. 그러므로 두유를 벌컥벌컥 마시는 것도 의심해봐야 할 일이다.

피트산과 아연의 결합은 피타제(phytase)라는 효소가 작용하면 분해된다. 피타제는 우리 몸속에 적게 존재하지만 현미에 풍부하게 들어 있다. 현미를 12~48시간 물에 담갔다가 발아현미로 만든 뒤에 밥을 지으면 피타제의 작용이 활발해져서 피트산의 해로운 작용이 줄어든다.

그러나 우리 몸의 피트산은 질병을 예방하는데 이바지하기도 한다. 그 결합력 덕분에 중금속을 몸밖으로 배출하고, 대장암과 지방간의 예방에 도움이 된다.

현재의 식생활로 건강을 유지할 수 없을 때는 단백질이나 미네랄 등이 부족하지는 않은지 식사 내용을 살펴보자.

칼슘을 단독으로 보충하면 아연이 부족해진다

칼슘만 단독으로 보충했을 때 다른 미네랄이 부족해질 수 있다. 특히 칼슘과 아연은 같은 금속 미네랄이므로 장에서 칼슘을 흡수할 때 아연과의 경쟁이 생길 수도 있다. 즉 골다공증을 예방하려고 칼슘을 지나치게 많이 보충하면 아연이 충분히 흡수되지 못한다. 아연뿐만 아니라 마그네슘·철·망간도 흡수되지 못한다. 특정 미네랄이 좋다고 생각해서 지나치게 많이 보충하면 다른 것이 모자라게 될 수도 있는 것이다.

하지만 칼슘을 필요 이상으로 피하는 것도 문제다. 왜냐하면 당뇨병 환자야말로 칼슘을 보충해야 하기 때문이다. 고혈당이 되면 오줌에 포도당이 섞여 배설되기 때문에 오줌의 농도가 진해질 수밖에 없다. 그러면 우리 몸은 소변의 농도를 묽게 하려고 수분을 배설해 소변량이 늘어난다. 당뇨병에 걸리면 갈증이 심하고 오줌 양이 많아지는 것은 이런 이유에서이다. 이때 오줌과 함께 칼슘도 배설되어 체내 칼슘이 모자라게 된다.

칼슘 부족은 고혈압이나 골다공증을 일으키는 원인도 된다. 이 질환들을 예방하기 위해서라도 칼슘을 보충해야 하지만, 다른 미네랄이 부족해지지 않도록 섭취 방법에 주의해야 한다.

가장 나쁜 방법은 많은 양의 칼슘을 한꺼번에 섭취하는 것이다. 만일 그렇게 한다면 반사적으로 칼슘이 마그네슘을 1:1로 끌어들여서 오줌에 섞여 배설되고 만다. 칼슘을 보충할 때 많은 양의 우유를 단숨에 마시거나 칼슘 보충제를 대량으로 복용하는 것도 절대로 해서는 안 된다. 식사 시간에 칼슘이 풍부한 잎채소 혹은 우유를 섭취하거나, 용법에 따라서 보충제를 먹는 방법을 추천한다.

TIP 고지혈증약과 당뇨병의 관계

세계에서 가장 잘 알려진 권위 있는 의학 잡지 《란세트(Lancet)》에서 스타틴(statin) 제품이 당뇨병의 신규 발병률을 높인다고 발표한 바 있다. 스타틴이란 크레스터(Crestor), 메바로틴(Mevalotin), 리바로(LIVALO) 등 혈중 콜레스테롤이 높은 환자를 치료하는데 쓰이는 약을 말한다.

이 스타틴도 아연과 고리 형태로 결합하여 소변에 섞여 배설될 가능성이 있는 말단기를 갖고 있다. 고지혈증을 진단하는 기준의 재검토를 포함하여 약의 복용을 최소한으로 억제하자는 논의가 하루 빨리 시작되기를 바라는 바이다.

이런 생활습관은
아연을 필요 이상으로
써버린다

　생활이 자동화되고 첨단화되어 편리해질수록 우리 몸의 영양소 소비량은 점점 늘어난다. 특히 아연의 소비가 많아지는데, 왜 그런지를 알고 생활습관을 조금씩 고쳐나가자.

눈을 혹사하거나 밤을 새우는 습관

스마트폰·게임 등으로 눈을 혹사하면 영양소의 소비량이 늘어나서 혈당이 오르기 쉽다. 특히 비타민B$_1$이 많이 소비된다. 비타민B$_1$이 부족해지면 포도당이 에너지로 바뀌지 못하고 젖산으로 변하여 몸속에 고여 있다가 어깨 결림이나 요통을 일으킨다.

게다가 걸핏하면 밤을 새우는 불규칙한 생활습관은 당뇨병의 원인이 된다. 준텐도대학의 가와모리 류조 박사는 수면 시간이 7시간보다 짧아지면 당뇨병에 걸릴 위험이 크다고 주장한 바 있다. 실제로 수면이 부족하면 수면 중의 에너지 소비량이 줄어든다.

과한 음주 습관

알코올 섭취도 영양소를 많이 소비한다. 인체 입장에서 알코올은 반드시 해독해야 하는 이물질이기 때문이다. 앞서 설명했듯이 간이 알코올을 해독하는 데에는 비타민B$_1$은 물론 아연도 필요하다. 요컨대, 술을 마시면 마실수록 아연을 비롯한 영양소의 필요량은 점점 늘어나게 된다.

알코올은 뇌의 중추신경에도 작용한다. 이 때문에 우리 몸은 뼈나 근육에 저장된 아연을 꺼내서라도 간에서 알코올을 빨리 해독하려고 한다. 하지만 인슐린을 만드는데 꼭 필요한 아연을 알코올을 해독하는 데 많이

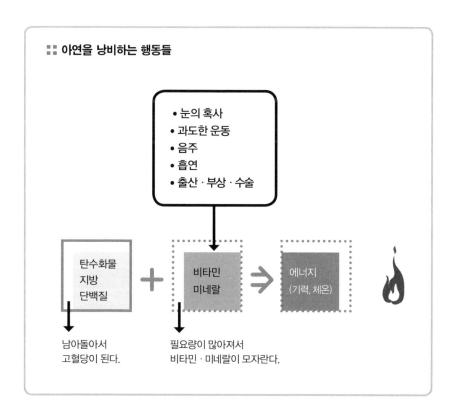

아연을 낭비하는 행동들

- 눈의 혹사
- 과도한 운동
- 음주
- 흡연
- 출산·부상·수술

탄수화물
지방
단백질

\+

비타민
미네랄

⇒

에너지
(기력, 체온)

남아돌아서
고혈당이 된다.

필요량이 많아져서
비타민·미네랄이 모자란다.

쓰는 것은 결코 좋은 일이 아니다.

간은 식사 후 혈당이 올랐을 때 댐의 구실을 한다. 술이 과한 나머지 간이 지치고 쇠약해져서 댐 구실을 하지 못하면 식사 후 순식간에 고혈당이 되어버린다.

아연은 파괴된 간세포를 복구할 때도 필요하다. 단백질 합성에 꼭 필요한 효소를 활성화시키는 것도 아연이기 때문이다. 당뇨병이라고 하면 사람들은 먼저 알코올의 열량을 걱정하는데, 사실은 그것보다도 영양소의 소모를 훨씬 더 조심해야 한다.

주량이 어느 정도면 당뇨병에 안 걸리고 술을 즐길 수 있을까?

나도 이런 질문을 수시로 받는데, 대답하기가 상당히 어렵다. 물론 알코올 도수와 주량으로 알코올의 양을 계산하여 많다거나 적다는 정도의 판단은 할 수 있지만 사람마다 몸속의 영양소 균형 상태까지는 알 수 없다. 아연 등의 영양소를 얼마만큼 몸속에 축적하고 있는지, 식사로 어느 정도 보충하는지, 생활습관으로 얼마를 소모하는지도 모른다. 그리고 어쩌면 선천적으로 보통 사람보다 알코올 분해에 영양소를 더 많이 소모하는 체질일 수도 있다.

하지만 이것만은 확실하다. 현재의 주량으로 증상이 악화됐거나, 노력을 많이 했는데도 개선되지 않는다면 음주량을 줄여야 한다. 적어도 술 마신 다음 날 추위를 느낀다면 될 수 있는 대로 탄수화물을 멀리하고, 단백질과 비타민·미네랄이 듬뿍 들어 있는 식사를 해야 한다. 현미죽이라도 좋다.

주량을 줄이는 것만으로 당뇨약이 필요 없게 된 65세의 남성 이야기를 하겠다. 그는 사흘에 청주 2ℓ를 마시는 애주가였는데, 당뇨병 판정을 받고 병원에서 호되게 잔소리를 들었다고 한다. 그러나 술은 한 잔도 줄일 생각이 없었다. 그래서 의사에게 이렇게 말했다고 한다.

"술은 한 잔도 줄일 생각이 없어요! 난 죽을 때까지 마실 거예요. 당뇨약이 필요 없어지는 영양제가 있나요?"

그러자 의사가 "술은 마실 수 있을 만큼 마셔도 좋아요. 단, 주량은 자신이 조절해야 해요"라고 충고했다고 한다.

그는 간이 혈당치와 관련이 있다는 설명을 듣고서는 사흘에 2ℓ를 마시던 청주를 일주일에 2ℓ로 줄여보았다. 그러자 거짓말처럼 혈당이 개선되었다. 더불어 아연을 보충하는 영양요법을 시작하고 생활습관도 개선하자 4개월 만에 당뇨약을 더 이상 처방받지 않아도 되었다. 그로부터 2개월 후에는 영양제마저 끊었다.

그는 현재 정기적으로 병원에 다니면서 혈액검사를 받고 결과를 체크하면서 여전히 음주를 즐기고 있다. 본인의 의지대로 술을 끊지는 않았지만 음주량을 조절한 것이 좋은 결과를 낳은 것이다.

▪▪ 〔사례〕 주량을 줄인 것만으로 당뇨약이 필요 없어진 65세 남성

Before		After
신장　176.2cm		4개월 후, 혈당강하제 복용을 중지했다.
체중　69.2kg, BMI=22.3	영양소를	현재, 몸 상태가 좋고 혈압
체지방률　22%	보충하면서	도 이전보다 안정되어 있다.
체지방량　15.2kg(과지방 체형)	→	
당화혈색소　5.7% 정도	음주량을	
식후 혈당이 높다.	줄였다.	
2시간 후가 가장 높다.		
복용 중이던 약		
• 4~5년 전부터 당뇨약 :		
아마릴(Amaryl) 1mg 1정/일		
• 30년 전부터 고혈압약 :		
아티스트(Artist) 10mg 1정/일,		
아다라트-CR(Adalat-CR) 10mg 1정/일,		
자이로릭(Zyloric) 100mg 1정/일		

흡연 습관

다음은 흡연과 영양소와의 관련에 대해서 알아보겠다.

담배를 피우면 당독현상(혈관 벽에 포도당이 달라붙어서 염증을 일으키는 현상)과 활성산소가 많이 발생한다. 활성산소를 제거하려면 아연·망간·구리·철·셀렌 등의 영양소를 많이 소비해야 하므로 체내에 영양소가 부족해진다.

그리고 혈액 속의 산소 배달꾼인 적혈구의 헤모글로빈에 흡연으로 생긴 일산화탄소가 결합하면 온몸에 필요한 산소가 운반되지 못한다. 따라서 세포의 대사작용이 저하되어 에너지를 만들 수 없게 된다. 결국 사용되지 않은 포도당은 혈액 속에 남아돌게 되고, 담배에 함유된 성분은 혈관을 수축시켜 적은 산소의 운반마저도 어렵게 만든다.

일산화탄소는 산소 배달꾼인 헤모글로빈에는 물론이고, 미네랄을 배달하는 알부민에도 달라붙는다. 대사에 필요한 미네랄을 운반하는 알부민이 얼마나 중요한지는 앞서 밝힌 바 있다. 담배를 피우면 효율적인 산소 운반 물질이 적혈구 속에 일시적으로 늘어나지만 계속 늘지는 않는다.

담배를 피우면 마음이 편안해지고 변비가 해소된다며 담배를 끊지 않는 사람도 있지만 장점보다는 단점이 너무 많다. 담배를 단숨에 끊는 것도 스트레스겠지만 안 피우는 게 백번 낫다.

과도한 운동과 상처, 그리고 임신

근육에도 양은 적지만 '근육 글리코겐'이라는 형태로 저장 당이 들어 있다. 근육으로 저장 당을 축적하고 근육세포가 포도당을 소비하는 데도 불구하고, 근육질의 운동선수도 당뇨병에 걸리는 경우가 종종 있다. 그 이유는 무엇일까?

마라톤 같은 과도한 운동을 하면 미네랄이 오줌에 섞여 배설되는 작용이 촉진된다. 그리고 격한 운동으로 말미암아 근육이 파열되면 이를 복구하기 위해서 많은 양의 단백질 합성이 필요한데, 여기에도 아연이 있어야 한다. 단백질을 합성할 때 작용하는 폴리메라아제라는 효소를 기능토록 하는 영양소가 바로 아연이다. 그뿐만 아니라 상처를 입거나 수술을 받으면 상처가 아무는 데 많은 양의 단백질이 필요하므로 그 원료인 아연도 많이 필요하다.

임신도 마찬가지이다. 뱃속에서 또 하나의 생명체가 자라나므로 아연을 포함한 많은 영양소가 필요하다. 산모가 임신 후 생전 처음으로 알레르기성 비염에 걸리는 경우가 있다. 이는 영양소의 필요량이 갑자기 증가해서 나타나는 증상이다.

또한 임신한 후에 혈당치가 오르는 것은 아직 그 원인이 충분히 밝혀지지 않았지만, 이것 또한 필요량이 늘어난 영양소를 보충하지 않아서 생긴 결과라고 추정할 수 있다.

임신 중에 혈당이 안정되어서 무사히 순산한 39세 여성이 있다. 그녀가 병원의 소개로 약국을 찾아왔는데 다이어트를 권하고 싶을 정도로 체격이 통통했다. 당뇨병 환자였는데 나이도 있고 해서 산부인과 의사는 내과 진찰을 권했다고 한다. 그러나 약 처방은 매우 신중해야 했다. 당뇨 약은 태반을 통하여 태아에게 영향을 끼치고, 모유에도 섞여 나오기 때문이다. 자칫하면 태아가 저혈당을 일으키거나 거대아가 될 우려도 있다. 태아가 저혈당이 되면 뇌에 장애가 생길 수 있으며 생명까지 위험해질 수 있다. 그래서 2개월간 병원에서 진찰을 받은 후 나의 약국을 방문한 것이었다.

처음의 혈당치가 200mg/dl 정도였는데 영양소를 보충한 결과, 그다음 진찰에서는 125mg/dl로 안정되었다. 물론 식사량도 조절하였다. 체중이 5kg 이상 늘지 않았으며, 임신 32주에는 당뇨병 수치 당화혈색소도 5.6%가 되었다. 출산 직후에 아기에게 약간 저혈당 기미가 있어서 포도당을 보충해야 했지만 그것 외에는 산모와 아기에게 큰 이상은 없었다. 출산 후에도 영양소를 계속 보충하게 했더니 거의 안정을 유지하고 있다.

간 질환, 우울증, 신장병 환자는 특히 주의해야 한다

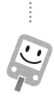

몸에 병이 생기면 영양의 과부족으로 혈액검사 수치도 따라서 변화한다. 간 질환을 예로 들어보자.

일반적으로 간 건강이 나빠지면 세포가 파괴되면서 효소의 성분이 혈액 속에 흘러들어가 혈액검사 결과 GOP나 GPT 수치가 올라간다. GOT나 GTP는 간세포에 많이 들어 있는 효소인데, 그 수치가 평균범위 내에 있으면 사람들은 안심하곤 한다. 하지만 당뇨병 환자들은 간 수치가 괜찮다고 해서 낙관할 일이 아니다. 간세포가 파괴되었더라도

GOP나 GPT 수치가 올라가지 않는 경우가 있기 때문이다. 바로 비타민 B_6가 모자랄 때다.

원래 몸속에서 GOP나 GPT가 작용하려면 비타민B_6가 반드시 있어야 한다. 다시 말해서 GOP나 GPT는 비타민B_6가 부족하면 원활하게 작용하지 못해 간 기능이 나빠지더라도 혈액검사 수치가 정상으로 나올 수 있다. 그러므로 간 기능 검사의 수치가 정상이라고 해서 방심하는 것은 금물이다.

비타민B_6의 부족은 정신 상태에도 영향을 끼친다. 우울증에 걸리면 병원에서는 신경전달물질의 일종인 가바·세로토닌·노르이드레날린의 낭비를 막는 약을 처방하는데, 이 물질들이 체내에서 만들어질 때도 비타민B_6가 꼭 필요하다. 당뇨병 환자 중에 우울증을 앓는 사람이 많은 것은 정신 상태를 조절하는 비타민·미네랄과 포도당 대사에 필요한 비타민·미네랄이 거의 같기 때문이다. 비타민·미네랄이 부족해 포도당 대사가 일어나지 않는 당뇨병 환자에게는 정신 조절 물질도 정상적으로 만들어지기 어렵다고 추정할 수 있다.

게다가 이 물질들은 전부 단백질로부터 만들어지기 때문에 약으로는 보충되지 않는다. 최근에는 초콜릿 등의 기호품에 '가바'를 첨가하기도 하는데, 식품으로 섭취된 가바는 뇌나 신경에 작용하지 않는다. 가바나 세로토닌은 각각의 신경이 저마다 필요로 하는 부위에서 아미노산을 원료로 하여 만들어진다. 거듭 강조하지만 이때도 비타민B_6가 필요하다. 이같이 비타민B_6는 포도당 대사, 신경 안정 등 쓰이는 데가 많기 때문에

:: 우울과 불면에서 벗어나는데 필요한 신경전달물질은 이렇게 만들어진다

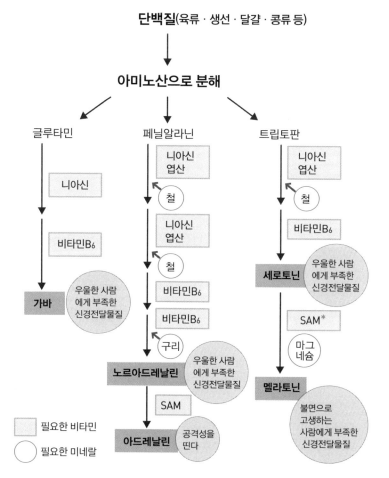

단백질(육류 · 생선 · 달걀 · 콩류 등)

아미노산으로 분해

글루타민

페닐알라닌

트립토판

니아신

비타민B6

가바

니아신
엽산

철

니아신
엽산

철

비타민B6

비타민B6

구리

노르아드레날린

SAM

아드레날린

니아신
엽산

철

비타민B6

세로토닌

SAM*

마그
네슘

멜라토닌

우울한 사람
에게 부족한
신경전달물질

우울한 사람
에게 부족한
신경전달물질

공격성을
띤다

우울한 사람
에게 부족한
신경전달물질

불면으로
고생하는
사람에게 부족한
신경전달물질

☐ 필요한 비타민

◯ 필요한 미네랄

당뇨병 환자이면서 우울증을 앓는 사람이 많다고 하는데, 정신 상태의 조절과 포도당 대사에 필요한 비타민 · 미네랄이 거의 같기 때문이다. 그러니 비타민 · 미네랄의 부족으로 포도당 대사가 일어나지 않는 당뇨병 환자에게는 정신 조절 물질도 정상적으로 만들어지기 어려울 수 있다. 게다가 이 영양소들은 전부 단백질로부터 만들어진다. 약으로도 보충되지 않는다.

* SAM(S-adenosylmethionine) : 체내에서 합성되는 우울증 개선 물질

부족할 때가 많다. 그래서 당뇨병 환자 중에 우울증에 빠지거나 신경이 곤두선 사람이 많은 것이다.

한약을 다룰 줄 아는 약사들은 비타민·미네랄이 풍부한 영양제와 한약을 같이 복용케 한다. 그렇게 하는 게 개선이 빠르다는 사실을 경험으로 알고 있기 때문이다. 실제로 부족했던 원료인 비타민이나 단백질을 보충하면 혈액검사의 GOT와 GPT 수치가 갑자기 높아지는 수도 있다. 그러므로 의사나 약사와 상담할 때는 복용 중인 영양제나 보충제에 관하여 미리 알리는 게 좋다.

신장이 나쁜 사람은 소변검사에서 단백질이 검출될 수 있다. 신장은 가느다란 혈관을 이용하여 몸에 필요한 성분을 걸러서 몸속에 저장한다. 걸러내는 소쿠리의 틈이 촘촘하면 필요한 영양소가 몸에 남지만, 엉성하면 노폐물뿐만 아니라 몸에 필요한 영양소까지도 오줌에 섞여서 배설되고 만다.

혈액 속의 단백질인 알부민·적혈구의 분자는 입자가 꽤 크기 때문에 이것들이 배설된다는 것은 소쿠리가 극도로 약해졌다는 것을 말한다. 이런 상태라면 아연을 비롯하여 대사 과정에 필요한 비타민·미네랄 등의 영양소도 배설되고 있을 가능성이 높다. 그래서 신장이 약하거나 나쁜 사람 중에는 인슐린의 원료인 아연이 부족한 이가 많다.

한의학에서는 신허(腎虛)라는 용어를 쓴다. 신장의 기능이 약한 상태를 말하는데, 예부터 신허로 말미암은 증상의 하나로 '허리가 굽는 것'을 들고 있다. 혈액검사의 항목 가운데 뼈의 대사와 관계있는, 즉 새 뼈를 만들 때 작용하는 ALP(알칼리성 인산 가수분해 효소)는 아연이 있어야 기능한다. 또한 고혈압이 발병했을 때 혈압 조절에 관여하는 ACE(앤지오텐신전환효소)도 아연이 있어야 기능을 할 수 있다. 이런 점들을 통해서 나이가 많아지면 발병하기 쉬운 골다공증, 고혈압 등의 질병이 아연 부족과 깊은 관계가 있다는 점을 확인할 수 있다.

혈액검사 수치를 참고하여 의사의 진단을 꼭 한번 받아보는 게 좋다. 그러나 영양학을 잘 아는 의사가 아니면 혈액검사치와 영양소의 관계를 정확히 진단하기가 쉽지 않다. 상담할 수 있는 의사가 주변에 있는지 사전에 알아보자.

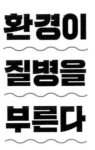

환경이
질병을
부른다

자기가 사는 땅에서 나는 농산물이라야 체질에 잘 맞는다는 의미로 '신토불이(身土不二)'라는 말을 쓴다. 하지만 아무리 자신이 사는 지역에서 난 식품이라고 하더라도 오염된 식품을 섭취하면 건강을 해치고 만다. 만약 혈당이 높아졌다면 불필요한 중금속 미네랄이 몸에 축적되어 있는지, 이를 배설하는 데 필요한 미네랄이 부족하지는 않은지를 점검하는 것이 중요하다.

나이가 30대인데도 당뇨병 경력이 20년이 넘는 환자가 있었다. 중학생

때부터 혈당이 높았던 모양인데, 모발검사를 해보니 머리카락 속에 중금속이 너무나도 많이 들어 있었다.

일반적으로 배설이라고 하면 대소변만을 떠올리기 쉬운데, 땀·머리카락·피부의 때도 배설 수단의 하나이다. 녹음테이프처럼 머리카락에는 장기간의 배설 상태가 기록되어 있다. 그러므로 모근으로부터 일정 정도의 길이로 잘라서 검사하면 몸속의 미네랄 상태를 파악할 수 있다.

해로운 중금속이 몸속에 있으면 간이 '해독 단백질'을 만들게 된다. 이때 아연이 많이 필요하다. 이런 용도로 아연이 대량으로 사용되면 인슐린을 만들 원료가 부족해진다. 이것이 혈당이 높아진 원인이라고 판단했고 그 환자에게 2주일 동안만 아연이 함유된 보충제를 먹어보게 했다. 그랬더니 놀랍게도 다음 달에 당뇨병 검사 수치인 당화혈색소가 쑥 내려갔다.

실험적으로 복용을 중지시키자 다시 수치가 올랐다. 아연의 효과를 확신하고 계속해서 아연을 보충토록 했다. 아연 등의 영양소 결핍이 우리 몸에 이토록 큰 영향을 끼친다는 사실을 다시 확인할 수 있었다.

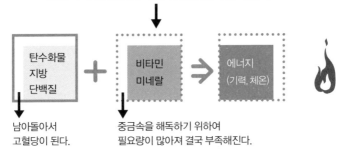

환경 때문에도 질병이 발생한다

중금속의 환경오염 때문에 필요량이 증가한다

탄수화물
지방
단백질

＋

비타민
미네랄

⇒

에너지
(기력, 체온)

남아돌아서
고혈당이 된다.

중금속을 해독하기 위하여
필요량이 많아져 결국 부족해진다.

유해 미네랄(인체에 나쁜 영향을 미친다는 미네랄. 수치가 낮을수록 바람직하고, 수치가 높으면 조치가 필요하다.)

원소명	기준 범위(ppb)	측정치(ppb)	전회치(前回値)	전전회치	높은 수준	중간 수준	낮은 수준
Cd 카드뮴	2.20～22.0	41.6					
Hg 수은	2,183～6,946	14,490					
Pb 납	155～1,218	5,406					
As 비소	29.0～89.0	75.7					
Be 베릴륨	0.10～0.74	0.98					
Al 알루미늄	1,774～7,964	31,570					

필수 미네랄(인간의 생명 활동에 꼭 필요한 미네랄)

원소명	기준 범위(ppb)	측정치(ppb)	전회치(前回値)	전전회치	기준 이하	기준범위	기준 이상
Na 나트륨	7,772～50,598	67,710					
K 칼륨	6,768～40,440	23,770					
Mg 마그네슘	19,476～80,186	55,510					
Ca 칼슘	206,983～718,840	333,800					
P 인	105,065～156,945	107,900					
Se 셀렌	531～866	694					
I 요오드	94.0～939	639					
Cr 크롬	22.0～133	251					
Mo 몰리브덴	17.0～45.0	61.2					
Mn 망간	52.0～222	1,727					
Fe 철	4,563～8,271	47,810					
Cu 구리	10,383～36,989	10,020					
Zn 아연	105,528～157,625	110,500					

머리카락 속에 유해 미네랄이 많다.

해독에 사용할 미네랄이 적다.

지금 당장
아연 보충이
필요한 사람들

마른 체형의 여성 당뇨병 환자

　마른 체형의 당뇨병 환자는 식사량을 줄이기보다는 먼저 영양소를 보충해야 한다. 혈당이 높아지면 소변과 함께 영양소가 배설되어 영양이 결핍되는데, 이때 식사량을 줄이면 영양결핍은 더욱 심해지기 때문이다.

　간사이덴료쿠병원의 세이노 유타카 박사에 따르면 당뇨병 환자 중에서 마른 체형의 사람은 전체의 50~70%에 이른다고 한다. 어느 환자는 눈물을 머금고 이렇게 호소하기도 한다.

"식사량을 줄여도 개선되기는커녕 오히려 악화되고 말았어요. 그런데도 과식한다는 말을 들으니 정말로 살맛이 나지 않아요!"

약도 빠짐없이 복용하고, 운동도 하고, 체질량지수(BMI)도 20 수준으로 떨어졌다고 한다. 당뇨병이 심해져서 살이 빠졌고, 게다가 식사량까지 줄여서 몸무게가 더 줄었는데도 과식한다는 지적을 받았으니 대단히 실망했으리라는 생각이 든다.

살이 빠진 환자일수록 조금 먹었을 뿐인데, 혹은 운동이 조금 부족했을 뿐인데도 혈당이 오르는 사례가 있다. 이는 마치 몸속에 지닌 연료통의 용량이 작아서 쉽게 바닥을 드러내거나 흘러넘치는 것과 같다.

이런 일은 남성 환자보다도 여성 환자에게서 자주 발생한다. 미각 이상을 일으키는 환자의 남녀 비율이 2 대 3으로 여성이 많고, 인슐린저항성 지수(당뇨병의 증세가 심할수록 인슐린의 효과가 떨어진다는 사실을 근거로, 인슐린저항성의 유무를 알아보는 지표의 하나)도 마른 체형의 사람과 여성이 조금 높은 편이다. 설사 인슐린이 분비되더라도 마른 사람과 여성에게는 그 효능이 약하다는 뜻이다. 그래서 여성이 남성보다 영양소를 더 많이 필요로 한다. 실제로 여성 환자에게 부족한 영양소를 보충하면 개선되는 사례가 많다.

내가 만난 환자 중에 여윈 체형의 55세 망막증 여성 환자가 있었다. 그녀에게 식사량을 조금 늘리면서 영양제와 한약을 보충하게 했더니 눈에 띄게 증상이 개선되었다. 예전에는 레이저 치료도 받았는데 지금은 필요 없어지고, 정기적인 안과 검진에서도 망막이 깨끗하다고 진단받는 모양이다. 게다가 의사에게서 "당뇨병 망막증이 호전된 사례는 당신이 처음입니다!"라는 칭찬을 들었다고 한다.

혹시 지금까지 해온 방법으로 당뇨병이 개선되는 효과를 보지 못했다면 영양소 보충을 진지하게 생각해보기를 바란다.

비만이 해소되지 않는 환자

"그다지 많이 먹지도 않는데 왜 몸무게가 줄지 않을까? 내 딴에는 균형 잡힌 식사를 하려고 신경을 쓰는 편인데…."

식이요법도 하고 생활습관도 신경을 쓰는데 체중이 줄어들지 않는 당뇨병 환자들이 있다. 이런 사람들은 저체온일 가능성이 높다. 그리고 직업상 바깥에서 일하는 사람들은 운동이 부족하다는 생각을 하지 못한다. 이럴 때는 현재의 식사량을 늘리지 않는 조건으로 영양소를 보충하면 특별히 운동하지 않아도 체중·체지방·체지방률이 줄어든다.

보충제의 종류에 따라 차이는 있지만 평소처럼 생활하면서 비타민이나 미네랄이 풍부한 천연 보충제를 먹은 것만으로도 3주일에 체지방이 3kg이나 빠진 사례도 있다. 물론 체온이 점점 올랐다. 부족한 비타민·미네랄이 보충되어서 대사작용이 정상적으로 이루어진 결과였다.

에너지를 충분히 만들 수 있도록 몸 상태가 좋아지면 자연히 몸의 움직임이 활빌해진다. 운동하면 에너지 소비량이 늘어나므로 보충과 소비의 이중 효과로 혈당·체지방·체중이 확연하게 줄어든다. 하지만 체중·체지방도 줄고 혈액검사 결과도 개선되어 보충제의 복용을 중지시켰더니 서서히 원래의 수치로 돌아갔다.

고지혈증 환자

혈청에 병적으로 지질(脂質)이 많을 때는 약으로 관리할 필요가 있으나, 그전에 먼저 식사와 운동으로 관리할 필요가 있다. 영양 보충제도 일종의 식사와 같으므로 꾸준히 복용해야 한다.

체질에 따라
아연 필요량이
다르다

　같은 음식을 똑같이 먹어도 어떤 사람은 당뇨병에 걸리고 어떤 사람은 당뇨병에 걸리지 않는다. 물론 각자의 운동량이 달라서겠지만, 그 외의 이유는 없을까?

　나는 사람마다 체질적으로 필요로 하는 영양소의 양이 다르기 때문이라고 생각한다. 즉 개인의 체질과 당뇨병이 깊은 관계가 있다고 본다. 따라서 체질적으로 영양소를 많이 필요로 하는 사람은 영양소를 더 적극적으로 보충해야 한다. 비타민·미네랄 등 영양소의 필요량이 많은 사람은 남들과 똑같은 식사를 하면 영양소가 모자라게 되어 대사 작용에 문제가 생긴다.

3대 영양소를 똑같이 섭취하더라도 대사에 요구되는 영양소가 남보다 많은 체질이라면 다량의 비타민·미네랄이 필요하다. 필요한 양이 모자라면 그만큼 대사가 이루어지지 않고 3대 영양소가 체내에 쌓이게 된다. 그러면 3대 영양소 중 탄수화물은 당뇨병을 일으키고, 지방은 고지질혈증을 부른다. 이같이 영양소의 필요량이 모자라면 병이 생기는 게 당연하다.

옆의 도표처럼 우리 몸을 계단 모양의 분수로 비유해보지. 일정량의 물을 흘릴 때 중간 분수의 폭이 넓어서 물의 필요량이 많으면 아래 분수에서는 물이 부족해진다. 이같이 모자라는 부분에 병이 생기는 것이다.

한국인과 일본인의 당뇨병은 대부분 인슐린 분비가 부족해 발병한다. 그 이유는 혹시 다른 민족에 비하여 체질적으로 인슐린 분비에 비타민·미네랄을 더 많이 필요로 하는 것은 아닐까? 아니면 환경적인 이유로 비타민·미네랄을 섭취하기가 어려워서 인슐린 부족이 일어나기 쉬운 것은 아닐까? 어찌됐든 무엇보다도 부족한 영양소를 보충하는 것이 현명한 방법이다.

"내 인생은 끝이에요!"라고 울부짖던 환자가 생각난다. 그의 집안에는 암과 당뇨병의 내력이 있었다. 할머니와 부모가 암으로 사망했고, 자매도 전부 당뇨병을 앓고 있었다. 그녀 역시 건강검진에서 당뇨병이

:: 체질에 따라 필요한 영양소의 양이 다르다

몸을 계단 모양의 분수에 비유하여 물을 흘린다고 생각해보자

일정량의 물을 흘리면 중간 분수에 필요량이 많은 몸에서는
맨 아래 분수에 물이 부족한 게 원인이 되어 병이 생긴다.

물이 충분한 건강체이다.

물이 부족한 부분에 병이 생긴다.

필요량이
많다.

물이 부족하다!

라고 진단받았고, 10년 정도 지났을 때부터 망막에 레이저 치료를 했다고 한다.

처음 나를 찾아왔을 때는 무리한 식이요법으로 몸이 너무 말라 있었다. 밥도 저울로 달아서 먹었지만 혈당은 떨어지지 않았고 BMI가 17까지 내려갔다. 결국 두 눈에 레이저 치료를 3회씩 받았으며 시력도 떨어졌다. 남편이 걷기 운동을 도와주었으나 소용이 없었고, 혈액검사에서는 헤모글로빈 수치가 한 자릿 수까지 떨어졌다. 빈혈도 심했다. 무엇을 해도 쉽게 지쳐서 사는 것이 정말 싫다고 호소했다.

나는 영양소를 보충하라, 먼저 빈혈을 개선하라, 밥을 더 먹어라 등등 병원과는 전혀 다른 처방을 내렸고 그 이유를 설명했다. 그 결과 놀랍게도 수치가 개선되었다. 환자는 매우 기뻐서 어쩔 줄 몰랐다. 더 이상 약을 늘리지 않게 되었고, 오히려 줄일 수 있다는 자신감마저 생기게 되었다고 놀라워했다.

병원 담당의가 "신장의 상태가 좋아졌네요!"라고 말하고, 안과 의사도 "망막증이 개선되었어요"라고 진단하였으며 더 이상 레이저 치료가 필요 없게 되었다고 한다. 한때는 의사가 골수 검사까지 권할 정도로 빈혈이 심했지만 지금은 정상 범위로 회복되었다. 치주염도 심했는데 잇몸의 염증 부위에서 나오는 호르몬이 인슐린의 작용을 나쁘게 하므로 입안을 청결하게 하라는 나의 조언을 듣고 그 효과도 보고 있다고 한다. "병원에서 시키는 대로 약을 복용하고 식사를 하면 배가 고파서 견딜 수가 없어요"라는 말에 나는 "아직 인슐린을 분비할 힘이 남아 있는 게 틀림없어요"라고 격려하면서 서로 마주보고 웃은 적도 있다.

아직은 공복 시 혈당이 높으나, 최근에는 음식도 요모조모 신경 써서 섭취하고 있다. 변함없이 계속 호전되기를 바라는 바이다.

제 5 장

혈당 다이어트로 당뇨병을 잡는다!

당뇨병이 생기는 원인은 대개 두 가지다.

첫째, 영양소가 모자라서 인슐린이 작용하지 않기 때문이다.

둘째, 탄수화물을 지나치게 많이 섭취하는 바람에

에너지를 만드는 데 필요한 영양소가 부족해진 탓이다.

그렇기 때문에 먼저 자신의 상태를 파악한 뒤 그 결과를 기초로 삼아서

생활습관을 개선하고 부족한 영양소를 보충하는 것이 중요하다.

마지막 장인 이번 장에서는 구체적으로 어떻게

자신의 몸 상태를 파악하는 게 좋은지,

생활습관은 무엇을 어떻게 개선해야 하는지를 함께 해결해보자.

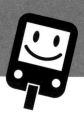

당신은
과다형인가,
부족형인가?

에너지원인 3대 영양소(탄수화물·지방·단백질)와 비타민·미네랄의 균형이 깨지면 혈당이 올라간다. 즉 3대 영양소와 비타민·미네랄을 균형적으로 섭취하면 건강한 상태를 유지하지만, 탄수화물·지방의 섭취가 '과다'하거나 비타민·미네랄 등의 영양소가 '부족'해지면 당뇨병에 걸릴 위험이 커진다.

먼저 혈액검사 결과와 171쪽의 도표를 보고 자신이 어느 유형에 속하는지 파악해보자. 그런 다음에 176~177쪽의 플로차트를 바탕으로 적절

:: 당신은 과다형인가, 부족형인가?

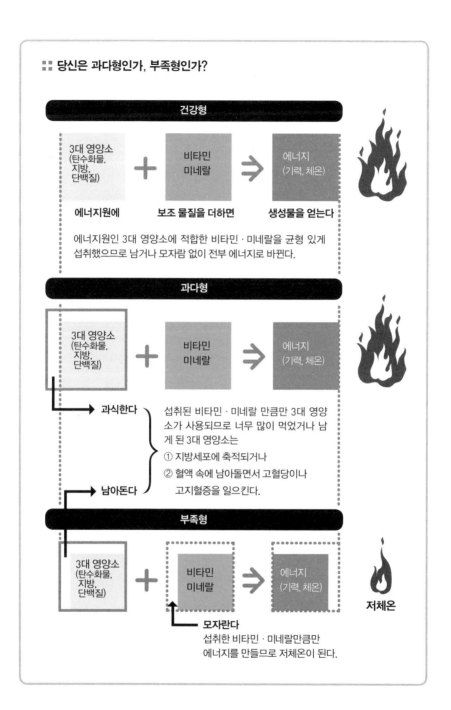

건강형

3대 영양소
(탄수화물,
지방,
단백질)

+

비타민
미네랄

⇒

에너지
(기력, 체온)

에너지원에 　　　 보조 물질을 더하면 　　　 생성물을 얻는다

에너지원인 3대 영양소에 적합한 비타민·미네랄을 균형 있게 섭취했으므로 남거나 모자람 없이 전부 에너지로 바뀐다.

과다형

3대 영양소
(탄수화물,
지방,
단백질)

+

비타민
미네랄

⇒

에너지
(기력, 체온)

▶ **과식한다**

섭취된 비타민·미네랄 만큼만 3대 영양소가 사용되므로 너무 많이 먹었거나 남게 된 3대 영양소는
① 지방세포에 축적되거나
② 혈액 속에 남아돌면서 고혈당이나 고지혈증을 일으킨다.

▶ **남아돈다**

부족형

3대 영양소
(탄수화물,
지방,
단백질)

+

비타민
미네랄

⇒

에너지
(기력, 체온)

저체온

▶ **모자란다**
섭취한 비타민·미네랄만큼만 에너지를 만들므로 저체온이 된다.

한 대처법을 찾아내면 된다.

이른바 탄수화물·지방이 과다한 '과다형'은 비만 때문에 혈당이 오른다. 이런 사람은 우선 탄수화물과 지방의 섭취량을 줄이는 게 급선무다. 대처법은 간단하다. 먹지 않든지(식이요법), 소비하든지(운동요법) 둘 중의 하나다.

'과다형'을 위한 식이요법

언제든지 도전할 수 있는 방법은 식이요법으로 몸무게를 줄이는 것이다. 먼저 체중을 얼마만큼 줄일지 목표를 정한다. 이때는 BMI(체질량지수)로 나타내는 게 편리하다. 처음에는 먹는 모든 음식의 양을 4분의 1만큼씩 줄인다. 운동은 식사 조절이 어느 정도 몸에 배었을 때부터 시작하는 것이 바람직하다.

2주일 정도 지나면 공복에 어느 정도 익숙해질 것이다. 첫 BMI의 목표는 25로 잡자. '식사량의 4분의 1 감량'에 적용된 이후에는 '탄수화물 제한식(食)'을 권한다. 이것은 탄수화물이 많이 함유된 주식(쌀과 밀)의 섭취량을 줄임으로써 혈당이 높아지는 것을 예방하는 식이요법이다. 채소류로부터 충분한 탄수화물을 섭취할 수 있으니 주식을 안 먹는다고 해서 불안해할 필요가 없다. 너무 복잡하게 생각할 것 없이, 건더기가 많은 국이나 찌개를 중심으로 상을 차리자. 밥은 그저 한술 정도만 뜨고 참자.

요리할 때 맛을 자주 보는 것은 금물이다. 맛보기의 열량을 결코 무시할 수 없다. 그리고 당뇨약을 복용해서 생길 수 있는 저혈당을 겁낸 나머지 늘 단것을 입에 물고 사는 사람도 있는데, 필요 이상의 당분 보충은 건강을 해친다.

평소의 생활습관을 고칠 필요도 있다. 모처럼 운동을 하더라도 필요 이상으로 이온음료 등을 마시면 그만큼 탄수화물과 열량이 초과하게 된다. 생활습관을 개선하여 일상적으로 탄수화물과 지방의 섭취를 억제하는 게 중요하다.

'과다형'을 위한 운동요법

다음은 운동요법을 알아보자.

체중이 5% 줄면 몸에도 변화가 나타나서 활동하기가 편해진다. 뚱뚱한 사람은 허리나 무릎이 아플 수가 있는데 이는 몸무게의 60%가 허리에, 80%가 무릎에, 10%가 발끝에 실리기 때문이다. 살을 빼면 그로 말미암은 부담이 적어져서 운동하기도 쉬워진다. 하지만 살찐 채로 미리 운동 목표를 정하면 허리나 무릎에 무리가 올 수 있다. 먼저 체중을 조절하는 게 중요하다.

운동 강도의 기준은 심장이 조금 두근거리는 정도가 좋다. 심신이 안정되었을 때보다 30% 정도 부하가 더 걸리도록 운동하는 게 바람직하다. 먼저 혈압과 맥박을 잰 뒤에 안정 시의 맥박 수와 나이를 기초로 '부하가 30% 더 걸리는 맥박 수'를 계산하여 하루에 30분 정도 운동한다 (180쪽 참조). 간단하게 기준을 잡으려면 '운동 직후의 맥박 수'를 안정 시의 1.5~1.6배로 보면 된다.

어느 쪽이든지 맥박은 15초간 측정한 맥박 수의 4배를 1분간 맥박 수로 정한다. 왜냐하면 1분 동안의 맥박 수를 재다 보면 그 사이에 맥박이 안정되기 때문이다.

나는 '30% 정도 부하가 더 걸리는 운동'을 10~15분 정도 하라고 권유한다. 그런데 환자 대부분이 힘들다며 앓는 소리를 낸다. '30% 부하가 더 걸리는 운동'이란 걸레질, 건물 계단 오르내리기, 지하철 한 정거장 거리 걷기 등과 같은 강도의 운동이다. 일주일에 2~3회는 목표 맥박 수에 도달하도록 활기차게 운동해야 한다.

'부족형'을 위한 식이요법과 운동요법

비타민·미네랄이 부족한 '부족형'은 왜 영양소가 모자라는지 그 원인을 파악하여 생활습관을 개선하고 영양소를 섭취해야 한다.

그렇게 하려면 자신의 평소 식생활을 아는 게 중요하다. 언제 무엇을 먹었는지 '식품 섭취 일지'를 작성하여 확인하는 것도 좋은 방법이다. 즉 식사의 양과 내용 등을 한눈에 알 수 있게 기록하는 것이다(178~179쪽 참조). 이때 중요한 것이 있다. 비타민과 미네랄이 풍부한 반찬만 먹더라도 한 입에 30회씩 씹어서 단맛이 느껴진다면 탄수화물을 섭취한 것이다.

매일 식사 내용을 일일이 적는 게 귀찮은 일이지만 최소한의 식생활 경향을 파악하려면 '일하는 날', '쉬는 날', '친구를 만난 날' 등으로 구분해서 기록해야 한다.

식품 섭취 일지를 통해 스스로 당뇨병을 개선한 사람이 있다. 70세 남성으로, 가을이 되면 혈당이 유달리 높아지는 경향이 있었다. 환자에게 식품 섭취 일지를 적고 작성한 일지를 통해 환자의 식생활습관을 자세히 살펴보니 가을이 되면 유난히 단감을 많이 먹었다. 제한식을 하는 환자에게 흔한 일이지만, 부족한 식사를 '섭취 가능'하다고 허락받은 음식으로 충족하는 경우가 있다. 이 환자는 단감으로 충족한 것이다.

나는 단감을 못 먹게 했다. 그렇게 탄수화물 섭취를 줄이는 대신 콩·생선 등의 단백질을 많이 먹도록 지도했더니 1개월 만에 환자의 몸 상태가 변하여 스스로 운동하기 시작했으며, 2개월 째에는 당뇨병에 걸린 지 20년 만에 처음으로 혈당이 떨어졌다.

그 환자는 계속해서 식품 섭취 일지를 작성해서 스스로를 점검하며 건강한 상태를 유지하고 있다. 자신이 먼저 몸 상태를 관리하는 것이 당뇨병 치료의 기본이다.

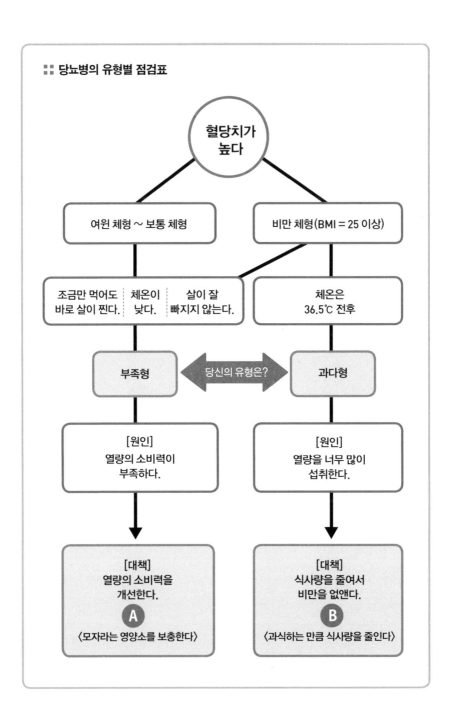

당뇨병의 유형별 점검표

혈당치가
높다

여윈 체형 ~ 보통 체형

비만 체형(BMI = 25 이상)

조금만 먹어도
바로 살이 찐다.
체온이
낮다.
살이 잘
빠지지 않는다.

체온은
36.5℃ 전후

부족형
당신의 유형은?
과다형

[원인]
열량의 소비력이
부족하다.

[원인]
열량을 너무 많이
섭취한다.

[대책]
열량의 소비력을
개선한다.
A
〈모자라는 영양소를 보충한다〉

[대책]
식사량을 줄여서
비만을 없앤다.
B
〈과식하는 만큼 식사량을 줄인다〉

:: 당신이 선택할 수 있는 '개선 플로차트'

A

〈부족한 영양소를 보충한다〉

- 보충제 등으로 부족한 영양소를 채운다.

- 정상적인 체중(BMI = 22 이하)의 사람에게 적합하다.

B

〈과식하는 만큼 식사량을 줄인다〉

- 식습관, 운동 등 생활을 개선하여 영양소의 낭비를 막는다.

- 비만한 사람(BMI = 25 이상)에게 적합하다.

개선 효과가 나타나지 않을 때

C (= A + B)

부족한 영양소를 보충하면서
영양소를 낭비해온 습관을 바꾼다.

처음부터 같이 시작하는 것이 가장 효과적이다.

결과는 검사로 확인하자!

좋은 상태를 유지한다.

좋은 생활습관이 몸에 밴다.

:: 식품 섭취 일지의 사용요령: 몸의 변화를 기록하자

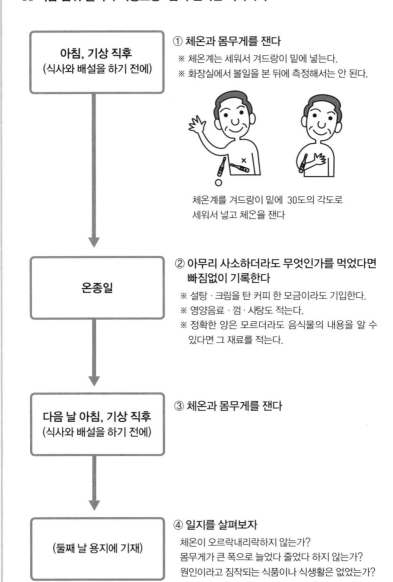

아침, 기상 직후
(식사와 배설을 하기 전에)

① 체온과 몸무게를 잰다
※ 체온계는 세워서 겨드랑이 밑에 넣는다.
※ 화장실에서 볼일을 본 뒤에 측정해서는 안 된다.

체온계를 겨드랑이 밑에 30도의 각도로
세워서 넣고 체온을 잰다

온종일

**② 아무리 사소하더라도 무엇인가를 먹었다면
빠짐없이 기록한다**
※ 설탕 · 크림을 탄 커피 한 모금이라도 기입한다.
※ 영양음료 · 껌 · 사탕도 적는다.
※ 정확한 양은 모르더라도 음식물의 내용을 알 수
있다면 그 재료를 적는다.

다음 날 아침, 기상 직후
(식사와 배설을 하기 전에)

③ 체온과 몸무게를 잰다

(둘째 날 용지에 기재)

④ 일지를 살펴보자
체온이 오르락내리락하지 않는가?
몸무게가 큰 폭으로 늘었다 줄었다 하지 않는가?
원인이라고 짐작되는 식품이나 식생활은 없었는가?

::: 식품 섭취 일지의 사용 예

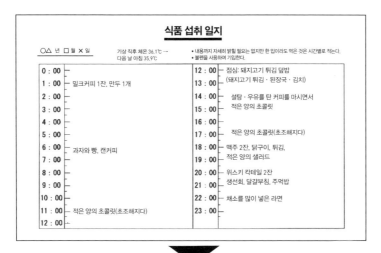

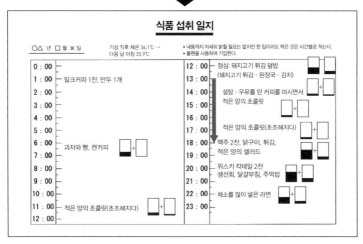

3대 영양소와 비타민·미네랄 중에서 주로 어느 쪽을 많이 섭취하는지는 3대 영양소 블록☐과 비타민·미네랄 블록☐에 '▬'로 각각 표시하면 파악할 수 있다.

위의 일지에서는 건별로 보거나 하루 전체로 보더라도 에너지원인 3대 영양소의 섭취가 많다. 남는 분량의 영양소는 ①혈액 속에 빙빙 돌다가 고혈당 또는 고지혈증을 일으키거나 ②지방세포에 저장되어 비만을 부른다.

:: '부하가 30% 더 걸리는 운동'의 심장박동 수 계산법

먼저, 30분 이상 심신의 안정을 취한 후 맥박 수를 측정하자.
이렇게 얻은 '안정 시의 맥박'을 기초로 계산하는데,
방법은 아래와 같이 ①과 ② 두 가지가 있으며, 어느 쪽을 사용하더라도 결과는 거의
비슷하다.

측정할 때는 15초 동안만 맥박 수를 헤아린 뒤 4를 곱하여 1분(60초)간의 맥박 수로
정한다.

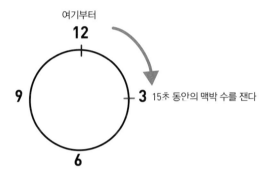

계산 방법 ①

(220 − 나이 − 안정 시 맥박 수) × 0.3 + 안정 시 맥박 수
　※나이에 따라 예측되는 '최대 심장박동 수 = 220 − 나이'라고 여긴다.

예) 나이 52세, 안정 시 1분간의 맥박 수가 60회인 사람이라면
　　(220 − 52 − 60) × 0.3 + 60 ≒ 92회
　　92회 ÷ 4 = 23회
　　운동할 때는 15초간 23회 맥박이 뛰도록 강도를 조절한다.

계산 방법 ②

안정 시의 맥박 수 × 1.5~1.6

예) '나이 52세, 안정 시 1분간의 맥박 수가 60회'인 사람이라면
　　60회 × 1.5~1.6 = 90~96회
　　90~96회 ÷ 4 = 22~24회
　　운동할 때는 15초간 22~24회 맥박이 뛰도록 강도를 조절한다.

씹는 횟수만
늘려도
혈당이 내려간다

식사를 할 때 많이 씹어 먹으면 과식을 억제할 수 있고 영양 흡수를 촉진할 수 있다. 그러므로 당뇨병 환자는 많이 씹는 게 중요하다. 식사할 때 자신이 충분히 씹어서 먹고 있는지 점검하자. 특히 평소에 빨리 식사를 하는 사람에게는 '씹기 표'(183~185쪽 참조)가 효과적이다.

'씹기 표'의 빈칸을 전부 채우려 하지 말고 하기 쉬운 데부터 시작해보자. 성과는 조금 시간이 지나서 나타나니까 처음부터 효과가 없다고 실망하지 말고 끈기 있게 계속 해나가자. 턱이 아플 정도라고 엄살을 떠는 사람도 있지만 이는 이전보다 오래 씹었다는 증거이므로 박수를 쳐주고 싶다.

'씹기 표'와 혈액검사 수치를 비교해서 관찰해보는 것도 중요하다. 잘 씹지 않았던 달(△표, ×표, 써넣지 않은 날이 많은 달)과 잘 씹었던 달(○표가 많은 달) 중에 어느 쪽의 혈액검사 결과가 좋은지를 비교해보면 놀라운 차이를 알 수 있을 것이다.

섬유질이 많은 채소, 칼슘이 풍부한 마른 멸치 등에는 비타민·미네랄이 많이 들어 있다. 이런 식품들은 씹으면 씹을수록 소화·흡수가 잘되어 영양소 보충에 효과적이다. 또한 턱을 움직여 씹다 보면 뇌 속에 정신 안정 물질이 증가하여 스트레스도 줄어든다. 포만감을 느끼게 하는 포만 중추신경도 자극되기 때문에 식사량을 줄여도 덜 괴로운 효과가 있다.

같은 재료라도 조리법에 따라서 씹는 횟수가 엄청나게 달라지기도 한다. 예를 들어 물렁물렁하게 삶은 무와 무말랭이를 비교하면, 같은 무로 만들었지만 후자를 요리해서 먹을 때 씹는 횟수가 훨씬 늘어난다. 될 수 있는 한 많이 씹는 식품으로 식단을 짜서 씹는 횟수를 늘리는 것도 현명한 방법이다.

우리는 음식을 30회씩 씹는 게 좋다는 사실을 알면서도 좀처럼 그 횟수만큼 채우지 못하고 삼켜버린다. 이럴 때에는 식사 예절에 조금은 어긋나겠지만 먹는 순서를 바꾸면 해결되기도 한다. 탄수화물을 마지막에 먹는 것이다. 식이섬유·단백질·지방·무침 등을 먼저 먹으면 포만감이 금세 느껴지고 혈당도 천천히 오르는 효과를 볼 수 있다. 식사 전에 껌을 씹는 것도 하나의 방법이다.

그런 의미로, 비만 유전자를 발견한 교토시립병원 당뇨병대사내과의 요시다 도시히데 박사는 '양배추 다이어트'를 제창하고 있다. 양배추를 식사 전에 날로 천천히 씹어 먹는 다이어트법이다. 씹을 때의 근육운동이 포만중추를 자극해 배가 잔뜩 부르다고 느끼므로 저절로 식사량이 적어지면서 스트레스 없이 열량 섭취를 줄일 수 있다.

당뇨병 환자 중에는 변비로 고통받는 사람도 많은데, 양배추는 섬유질이 풍부하여 변비도 없앨 수 있으므로 일거양득의 효과가 있다.

▪▪ 씹기 표의 예(어느 일본인 환자의 씹기 표)

제5장 _ 혈당 다이어트로 당뇨병을 잡는다! **183**

씹기 표

〈살을 빼고 싶은 사람은 식사량을 ¼씩 줄여보자〉
먹기 전, 마시기 전에 먼저 평소에 섭취하던 양을 확인하자.
입에 넣는 모든 것을 ¼씩 줄인다.

음식을 먹을 때마다 •30회 씹었다: ○ •씹기를 잊어 버렸다: × •대충 씹었다: △	증상				음식을 먹을 때마다 •30회 씹었다: ○ •씹기를 잊어 버렸다: × •대충 씹었다: △	증상			
	운동	입욕	기상 직후 (배설 전)			운동	입욕	기상 직후 (배설 전)	
월일 / 아 침 점 심 저 녁			체중(kg)	체온(℃)	월일 / 아 침 점 심 저 녁			체중(kg)	체온(℃)

변화한다

> 씹으면 씹을수록 혈당의 상승이 빨라지고 포만감이 들기 쉽다.
> 그리고 오래 씹을수록 쾌감을 느끼는 호르몬이나 세로토닌이 뇌에서 분비되므로 만족감을 얻기도 쉽다.
> 오래 씹을 수 있는 음식에는 영양소가 충분히 함유되어 있으며, 씹음으로써 영양소의 흡수도 좋아지고 체온도 약간 상승한다.

〈배가 잔뜩 부른 것을 느끼는 데에는 6가지 핵심 요소가 있다〉

1. 뇌는 혈당치가 높아지는 정도를 인식하여 포만감을 얻는다.
① 입에서 느낀 단맛은 포도당이 되어 혈액 속으로 들어가서 뇌에 전해진다.

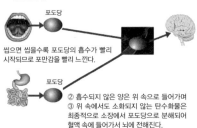

씹으면 씹을수록 포도당의 흡수가 빨리 시작되므로 포만감을 빨리 느낀다.

② 흡수되지 않은 양은 위 속으로 들어가며
③ 위 속에서도 소화되지 않는 탄수화물은 최종적으로 소장에서 포도당으로 분해되어 혈액 속에 들어가서 뇌에 전해진다.

2. 씹는 횟수
뇌는 씹는 횟수도 감지한다. 즉 씹으면 씹을수록 배 부른 느낌을 점점 더 받는다.

3. 체온 상승의 정도
음식을 먹으면 체온이 오른다. 뇌는 체온의 상승도 감지한다. 몸을 따뜻하게 하는 음식물은 배를 채워주고 마음을 흡족하게 해준다.

4. 영양소의 충족
뇌는 영양소의 부족을 배고픔으로만 표현한다. 먹고 또 먹어도 배가 고픈 생활을 하고 있지는 않는가?

5. 배가 빵빵하도록 먹는 것 = 최악이다!
이렇게 되기 전에 어떻게든 스스로 억제하자.

6. 뇌가 여성호르몬을 감지하는 데 착각을 일으킨다
갱년기 이후에 여성의 당뇨병 환자는 성숙기보다 2배로 늘어난다.

:: '씹기 표'에서 눈여겨볼 사항

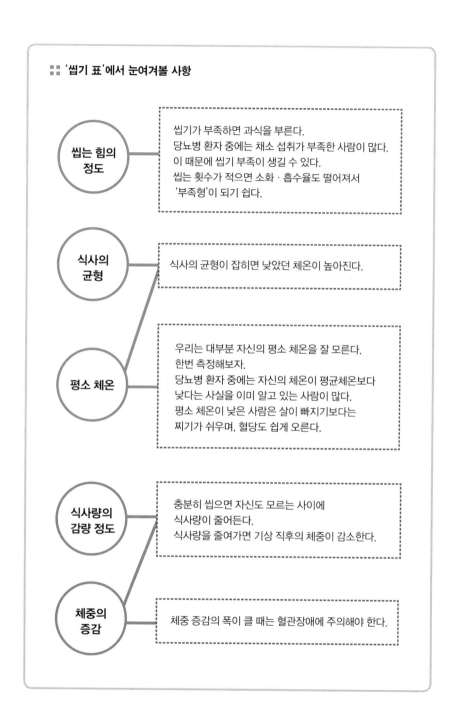

씹는 힘의 정도

씹기가 부족하면 과식을 부른다.
당뇨병 환자 중에는 채소 섭취가 부족한 사람이 많다.
이 때문에 씹기 부족이 생길 수 있다.
씹는 횟수가 적으면 소화·흡수율도 떨어져서
'부족형'이 되기 쉽다.

식사의 균형

식사의 균형이 잡히면 낮았던 체온이 높아진다.

평소 체온

우리는 대부분 자신의 평소 체온을 잘 모른다.
한번 측정해보자.
당뇨병 환자 중에는 자신의 체온이 평균체온보다
낮다는 사실을 이미 알고 있는 사람이 많다.
평소 체온이 낮은 사람은 살이 빠지기보다는
찌기가 쉬우며, 혈당도 쉽게 오른다.

식사량의 감량 정도

충분히 씹으면 자신도 모르는 사이에
식사량이 줄어든다.
식사량을 줄여가면 기상 직후의 체중이 감소한다.

체중의 증감

체중 증감의 폭이 클 때는 혈관장애에 주의해야 한다.

양치질은
가장 손쉬운
혈당 다이어트법

한 가족인데도 비만인 사람과 마른 사람, 혈당치가 높은 사람과 높지 않은 사람이 있다. 가족의 생활습관을 면밀하게 조사한 결과 비만하지 않은 사람이나 당뇨병에 걸리지 않는 사람은 습관적으로 식후에 양치질한다는 것을 알 수 있었다. 당뇨병을 예방하는 생활습관은 무엇이든 한 입이라도 먹었다면 반드시 양치질을 하는 것이다.

양치질을 자주 하는 것만으로 체중 조절을 쉽게 할 수 있다. 음식을 먹을 때마다 양치질로 입 안을 깨끗하게 하면 먹는 횟수와 양에 변화가 나타난다.

양치질을 자주 하는 것만으로 혈당 조절도 쉽게 할 수 있다. 특히 치주염을 앓는 사람이 입 속을 청결히 하면 인슐린의 기능도 개선된다. 양치질을 함으로써 인슐린저항성을 개선하는 약인 '악토스(Actos)'를 먹은 것과 같은 효과도 기대할 수 있다. 치주염이 있으면 잇몸에서는 내장지방에서 분비되는 것과 똑같은 체내전달물질(TNF-α)이 분비되어 인슐린의 작용을 방해하기 때문에 혈당이 높아질 수 있다. 인슐린의 작용에 해를 끼치는 요인이라면 무엇이든지 줄이는 것이 좋다.

평소에 입 안을 불결하게 하지는 않았는지 자신의 생활을 되돌아보자. 설탕과 크림이 들어간 캔커피를 책상 위에 늘 놓아두지는 않는가? 서랍 속에 작은 과자 봉지가 들어 있지는 않은가? 일하는 틈틈이 한 입씩 먹을 때마다 당분이 섭취된다. 이런 습관은 혈당치가 올라서 인슐린을 낭비할 뿐만 아니라 입 안도 불결한 상태가 되어 치주염이 생기고 만다. 캔커피를 한 모금 마셨더라도 꼭 양치질을 하자.

양치질 표

음식을 먹었을 때마다 •양치했다: ○ •양치를 잊어버렸다: × •입만 헹구었다: △				증상		기상 직후 (배설 전)		음식을 먹었을 때마다 •양치했다: ○ •양치를 잊어버렸다: × •입만 헹구었다: △				증상		기상 직후 (배설 전)	
월/일	아침	점심	저녁	운동	입욕	체중(kg)	체온(℃)	월/일	아침	점심	저녁	운동	입욕	체중(kg)	체온(℃)

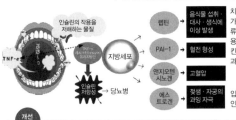

하루 세끼뿐만 아니라 간식을 먹은 뒤에도 반드시 양치질을 하자. 혈당과 체중에 변화가 생긴다. 물론 개인차는 있다.

〈치주염도 당뇨병의 원인 중 하나이다〉

치주염이 생기면 잇몸에서 고름이나 피가 나올 뿐만 아니라 TNF-α라는 호르몬류의 물질도 분비된다. 이는 인슐린의 작용을 방해하여 인슐린저항성을 불러일으킨다. 요컨대, 치주염이 있으면 비만이나 과식과 관계없이 당뇨병에 걸리기 쉽다.

↓

입속 건강을 소홀히 하다가는 전신 질환인 비만이나 당뇨병을 부르기 쉽다.

 개선 대책!

① 식생활의 절도를 지키자 → 간식이 줄고, 공복 상태로 세끼를 먹게 된다.
② 식사를 끝내자마자 찻물로 입 안을 헹구자 → 입속을 씻는 효과가 있고, 차 성분이 잇몸을 단단하게 해주는 느낌도 든다.
③ 식사를 끝내자마자 양치질하자 → 입 안이 개운해져서 치주염 병균의 번식을 억제하며 식사량도 줄어든다.

체중 변화는
당뇨병의
적신호다

　체중은 잠자는 동안에도 조금씩 변한다. 밤에 이불 속으로 들어가기 직전과 아침에 일어난 직후의 체중을 기록해보면 비만해지기 쉬운 생활 습관을 알아낼 수 있다.

　체중은 사람에 따라서 잠자는 동안 1kg 이상 감소하기도 한다. 따라서 수면이 부족하면 체중 변화도 적다. 체중과 체온을 정기적으로 점검하는 기간을 정하여 자신의 몸 상태를 체크하면 혈액검사치의 변화에도 적절하게 대응할 수 있다.

일단 당뇨병 진단을 받으면 몸 상태가 다소 좋아졌어도 정기적으로 혈액검사를 받을 필요가 있다. 만일 검사치가 기준 범위를 벗어난 항목이 있다면 생활을 개선한 뒤에 다시 한 번 검사를 받아서 변화된 내용을 꼼꼼히 기록해놓자.

당뇨병 때문에 다년간 병원에 다녔지만 단 한 번도 당뇨병 검사치가 7.8% 이하로 내려간 적이 없었던 환자가 있었다. 이 환자는 영양소를 보충하고부터 검사치가 6.3%까지 떨어졌다. 그러나 사업상 대인관계의 폭이 넓어서 송년회 철이 되면 여기저기의 회식에 참석해야 했기 때문에 해가 거듭될수록 병세가 나빠졌다. 그래서 송년회 철만이라도 체중을 점검하도록 지도하였다.

그 결과 한 달에 몇 번 정도는 하루에 3~5kg 정도로 체중이 늘거나 줄어들었다. 체온이 낮은 날도 많았다. 체온이 낮은 것은 섭취된 3대 영양소가 전부 에너지로 바뀌지 않은 것이므로 '에너지 불꽃'이 작다. 에너지로 변하지 않은 3대 영양소는 탄수화물이든 지방이든 몸속에 남아돌다가 검사 결과에 그대로 나타났다. 따라서 혈당도 높은 편이었다. 체중 차이가 컸기 때문에 빨리 순환 계통의 진찰을 받도록 했고, 검진 결과 혈관 파열이 우려되었다. 바로 다음 달에 입원하고 수술을 함으로써 이 환자는 생명을 지킬 수 있었다.

당뇨병 환자 중에는 첫눈에 평소보다 얼굴이 부어 보이는 이들이 많다. 대체로 과식한 다음날이면 몸이 붓는다. 이런 사람들은 식생활을 조심하는 게 좋다. 인슐린은 식욕을 늘려 과식을 유도하기도 하는데 그 영

씹기 표 = 수면 표

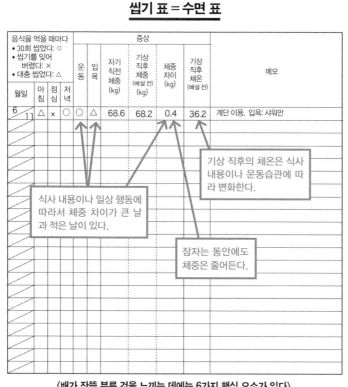

음식을 먹을 때마다 • 30회 씹었다: ○ • 씹기를 잊어 버렸다: × • 대충 씹었다: △						증상				메모
월일	아침	점심	저녁	운동	입욕	자기 직전 체중 (kg)	기상 직후 체중 (배설 전) (kg)	체중 차이 (kg)	기상 직후 체온 (배설 전)	
6 11	△	×	○	○	△	68.6	68.2	0.4	36.2	계단 이용. 입욕: 샤워만

기상 직후의 체온은 식사 내용이나 운동습관에 따라 변화한다.

식사 내용이나 일상 행동에 따라서 체중 차이가 큰 날과 적은 날이 있다.

잠자는 동안에도 체중은 줄어든다.

〈배가 잔뜩 부른 것을 느끼는 데에는 6가지 핵심 요소가 있다〉

1. 뇌는 혈당치가 높아지는 정도를 인식하여 포만감을 얻는다.
① 입에서 느낀 단맛은 포도당이 되어 혈액 속으로 들어가서 뇌에 전해진다.

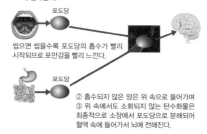

씹으면 씹을수록 포도당의 흡수가 빨리 시작되므로 포만감을 빨리 느낀다.

포도당

② 흡수되지 않은 양은 위 속으로 들어가며 ③ 위 속에서도 소화되지 않는 탄수화물은 최종적으로 소장에서 포도당으로 분해되어 혈액 속에 들어가서 뇌에 전해진다.

2. 씹는 횟수
뇌는 씹는 횟수도 감지한다. 즉 씹으면 씹을수록 배부른 느낌을 점점 더 받는다.

3. 체온 상승의 정도
음식을 먹으면 체온이 오른다. 뇌는 체온의 상승도 감지한다. 몸을 따뜻하게 하는 음식물은 배를 채워주고 마음을 흡족하게 해준다.

4. 영양소의 충족
뇌는 영양소의 부족을 배고픔으로만 표현한다. 먹고 또 먹어도 배가 고픈 생활을 하고 있지는 않은가?

5. 배가 빵빵하도록 먹는 것 = 최악이다!
이렇게 되기 전에 어떻게든 스스로 억제하자.

6. 뇌가 여성호르몬을 감지하는 데 착각을 일으킨다
갱년기 이후에 여성의 당뇨병 환자는 성숙기보다 2배로 늘어난다.

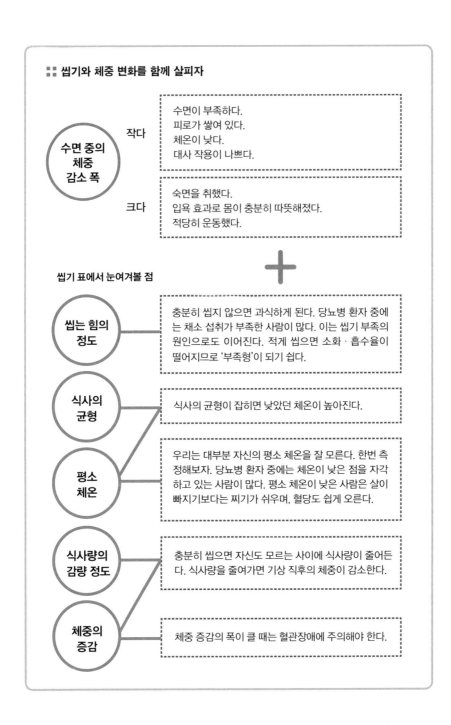

:: 씹기와 체중 변화를 함께 살피자

수면 중의 체중 감소 폭

작다
- 수면이 부족하다.
- 피로가 쌓여 있다.
- 체온이 낮다.
- 대사 작용이 나쁘다.

크다
- 숙면을 취했다.
- 입욕 효과로 몸이 충분히 따뜻해졌다.
- 적당히 운동했다.

씹기 표에서 눈여겨볼 점

씹는 힘의 정도
충분히 씹지 않으면 과식하게 된다. 당뇨병 환자 중에는 채소 섭취가 부족한 사람이 많다. 이는 씹기 부족의 원인으로도 이어진다. 적게 씹으면 소화·흡수율이 떨어지므로 '부족형'이 되기 쉽다.

식사의 균형
식사의 균형이 잡히면 낮았던 체온이 높아진다.

평소 체온
우리는 대부분 자신의 평소 체온을 잘 모른다. 한번 측정해보자. 당뇨병 환자 중에는 체온이 낮은 점을 자각하고 있는 사람이 많다. 평소 체온이 낮은 사람은 살이 빠지기보다는 찌기가 쉬우며, 혈당도 쉽게 오른다.

식사량의 감량 정도
충분히 씹으면 자신도 모르는 사이에 식사량이 줄어든다. 식사량을 줄여가면 기상 직후의 체중이 감소한다.

체중의 증감
체중 증감의 폭이 클 때는 혈관장애에 주의해야 한다.

:: '부족형'의 생활습관은 체중과 체온에 나타난다

	원인으로 짐작되는 현상	자주 나타나는 몸 상태와 생활습관
체온이 낮다	비타민·미네랄 부족, 과음, 수면 부족, 운동 부족, 빈혈, 늦은 취침과 늦은 기상, 과로, 노화 등 체온이 낮은 날은 탄수화물을 섭취하지 않는 게 좋다.	• 체온이 35℃ 또는 그 이하이다. • 아침에 일어나기가 힘들다. • 쉽게 잠들지 못하거나 불면에 시달린다. • 의욕이 생기지 않는다. • 피로가 걸핏하면 몰려오거나 쉽게 풀리지 않고, 몸을 움직이기도 싫다. • 체중이 늘기 쉽고 잘 줄지 않는다. • 술에 약해지고 혈당 조절이 잘 안 된다. • 입안에 염증이 잘 생긴다. • 꽃가룻병·알레르기가 나타나기 쉽다. • 손톱이 물러지고 다리에 쥐가 나기 쉽다. • 변비가 생기고 어깨가 결리기 쉽다.
체온이 높다	스트레스를 계속 받는다. 교감신경이 우세하다. 머릿속의 건전지가 다 닳아서 오는 우울증에 주의해야 한다. 몸이 꼼짝도 하기 싫은 것은 휴식하라는 신호이다.	• 혈당이 계속 높다. • 휴일조차 쉴 수가 없다. • 눈에 상쾌한 느낌을 주는 안약을 찾는다. • 잠을 자려고 하면 눈이 말똥말똥해진다. • 변비가 생기거나 변이 단단해진다. • 불안·초조해지기 쉽고 신경질을 잘 낸다. • 눈이 자주 충혈된다. • 화를 내면 멈추지 않는다. • 음식을 급하게 먹는다. • 뜨거운 물에 목욕하는 것을 좋아한다. • 술도 감칠맛이 있는 것을 좋아한다.
전날과 체중 차이가 크다	식사의 양도 횟수도 많다. 너무 짜게 먹는다. 대혈관장애에 주의해야 한다. 더 이상의 과식이나 격한 운동은 삼가자.	• 자각 증상이 거의 없다. • 2kg 이상의 체중 차이가 있다.

향으로 염분이 많이 섭취되어 제내에 축적된다. 이런 이유로 몸이 붓고, 더러는 혈관 파열이 일어날 수 있다. 평소의 체중 측정치를 기초로 삼아 생활습관을 개선하고 혈관 파열을 예방하는 노력이 중요하다.

체중 일기로
나쁜 생활습관을
고치자

체중 일기를 쓰면 일상생활의 잘못이나 나쁜 버릇을 찾아낼 수 있고, 자신의 하루 체중 리듬이나, 잠자면서 살을 뺄 수 있는 리듬을 파악하는 데 유용하다.

일주일 혹은 한 달 단위로 체중 일기를 쓴다

'주간 그래프형 체중 일기'는 1998년 오이타의과대학의 사카타 도시이에 박사가 비만 치료를 위한 행동요법의 하나로 창안한 것이다. 자신의 체중을 아침과 저녁에 2회씩 하루에 4회 측정하여 그래프로 그리는 것인데 체중의 증감 유형을 파악하는 데 아주 효과적이다(200~201쪽 참고).

체중을 하루에 4회 측정한 수치 가운데 비교할 기준점이 되는 것은 '기상 직후의 체중'이다. 지금까지 해왔던 식습관과 운동의 균형을 조절하는 것이 체중을 줄이는 데 가장 중요하니 매일 '기상 직후의 체중'을 비교하면서, 전날 먹은 식사량과 운동량의 관계를 비교해보자. 식사량과 운동량이 같으면 체중은 변하지 않는다. 그리고 식사량이 운동량보다 많으면 체중이 늘어나고, 식사량보다 운동량이 많으면 체중은 줄어든다.

뇌졸중으로 입원하였던 사람은 퇴원 직후 하루나 이틀 사이의 체중의 증감 폭이 수 킬로그램에 이를 수가 있다. 뇌졸중의 원인인 뇌출혈·뇌경색은 재발 가능성이 높은데, 특히 체중의 증감 폭이 이같이 클 때 발작이 일어날 가능성이 있다.

어떤 환자에게 체중의 증감 폭이 클 때 무엇을 먹었고 어떻게 생활하였는지를 기록하도록 지도한 적이 있다. 이것이 '식품 섭취 일지'를 생각해 낸 계기였다. 그 사람은 단것을 좋아하였다. 단것에는 맛을 더 좋게 하려고 염분이 첨가된다. 이 때문에 인슐린이 나트륨을 체내에 축적하기 쉬워져서 몸이 붓고 체중이 크게 변한 것이었다. 체격이 큰 사람은 체중의 변동 폭이 작으면 이를 자각하지 못하는 경향이 있다. 하지만 실제로 체중을 기록해보면 놀라게 된다.

체중 조절만 잘해도 당뇨병에서 자유로워질 수 있다. 주간 그래프형 체중 일기를 기록하는 것이 버겁다면 '월간 그래프형 체중 일기'를 써도 된다. 주간 그래프형 체중 일기에서는 하루에 4회 체중 변화를 측정했지만, 월간 그래프형 체중 일기는 하루에 1회, '아침 기상 직후(배설 전)'의 체중만 측정한다. 이것은 장기적인 체중의 변화를 통해 일상생활의 잘못이나 나쁜 버릇을 파악하는 데 도움이 된다.

체중에 변화가 있을 때는 기억을 되살려서 전날의 특이한 사항을 일지의 빈자리에 써넣는다. 잠을 덜 잤거나 회식, 밤샘 근무, 감기몸살 등의 일들을 기록하는 것이다. 이렇게 월 단위로 기록하다 보면 자신의 체중이 증가하거나 감소하는 패턴을 파악할 수 있다.

체중 일기를 적을 때 체중계는 적어도 200g 단위로 측정되는 전자식 체중계를 사용하는 게 좋다. 눈금으로 표시되는 체중계는 오차도 크고 최소 측정 단위가 500g이므로 사람의 생리적인 변화에 따르는 체중의 차이를 정확히 나타낼 수 없다. 시중에 나와 있는 것 중에는 100g 단위의 전자식 체중계가 좋다. 크기도 노트북과 비슷한 정도여서 여행이나 출장을 가는 경우에도 휴대할 수 있다.

체지방·체성분 측정으로 혈당 다이어트의 효과를 파악한다

영양소가 부족한 상태에서는 운동을 하더라도 그 효과를 충분히 거두기가 어렵다. 오히려 체지방이 늘어나고 근육이 줄어들 수도 있다. 이런 현상을 정확하게 확인하려면 체지방·체성분을 측정해야 한다.

체성분계는 체육관 등에 설치되어 있는데 체중, 체질량지수(BMI), 체지방률, 체지방량, 근육량, 수분량, 추정 세포량, 추정 기초대사량, 신체 나이, 복부비만도 등을 한꺼번에 측정할 수 있다. 또한 다음과 같은 내용도 알아낼 수 있다.

- 식사의 영양 균형을 개선한 효과
- 생활리듬의 개선 효과
- 영양 보충의 효과
- 운동요법의 효과
- 신체 나이의 변화

한 번의 측정으로 알 수 있는 것은 당시의 체성분뿐이지만 시간 간격을 두고 재차 측정하다 보면 여러 가지 내용들을 파악할 수 있다.

체성분계의 장점은 지방이 줄어든 만큼 신체 나이가 젊게 표시된다는 것이다. 또 일상에서 노력한 정도를 수치로 확인할 수 있다. 노력의 강도에 따라 수치의 차이가 많이 나므로 자신의 병증을 개선하고자 하는 동기를 확실히 부여할 수 있다는 장점도 있다.

근육량을 늘리면 혈당이 조절된다

당뇨병에 걸리면 간에서 단백질을 포도당으로 바꾸는 과정이 정상인보다 활발해지므로 체지방이 늘어나는 경향이 있다. 하지만 체중 감량이나 미네랄 보충으로 체지방률을 낮추면 몸에 생기가 돌게 된다.

체지방률이 높은 환자는 같은 체중의 사람에 비하여 체수분량이 적어서 탈수 증상을 일으키기 쉽다. 또한 내장지방에서 분비되는 물질로 말미암아 혈액의 점도가 높아진다.

이같이 체수분량이 적고 혈액이 끈적끈적해지면 혈관장애를 일으킬 위험이 항상 따라다닌다. 체지방률이 높은 사람은 남들보다 탈수와 혈관 막힘에 취약하다는 점을 잊지 말자. 이런 사람은 운동할 때 조금씩이라도 수분을 보충해야 한다.

한편 근육은 혈당을 소비하면서 그 속에 '근육 글리코겐'이라는 형태로 혈당을 잠시 저장하기도 한다. 그리고 근육 글리코겐은 수분도 저장한다. 따라서 근육은 혈당 조절과 탈수증 방지에 도움이 되므로 많은 편이 좋다. 운동과 식사를 잘 조절하여 근육량을 늘리는 것이 필요하다.

▪▪ 하루의 체중 변화를 파악한다(주간 그래프형 체중 일기)

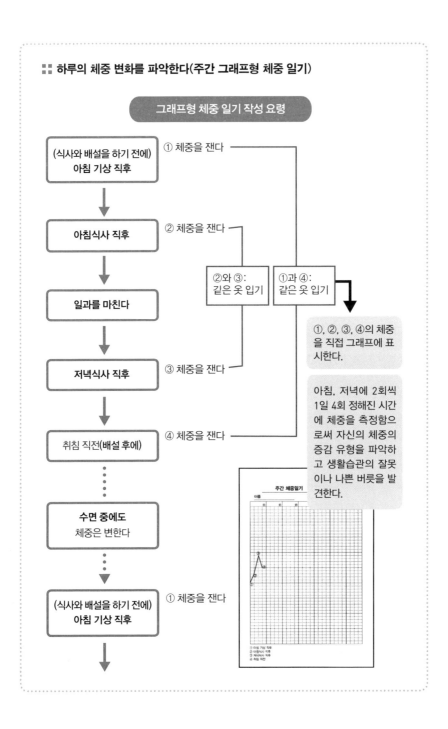

그래프형 체중 일기 작성 요령

(식사와 배설을 하기 전에)
아침 기상 직후

① 체중을 잰다

아침식사 직후

② 체중을 잰다

일과를 마친다

②와 ③:
같은 옷 입기

①과 ④:
같은 옷 입기

저녁식사 직후

③ 체중을 잰다

①, ②, ③, ④의 체중을 직접 그래프에 표시한다.

취침 직전(배설 후에)

④ 체중을 잰다

아침, 저녁에 2회씩 1일 4회 정해진 시간에 체중을 측정함으로써 자신의 체중의 증감 유형을 파악하고 생활습관의 잘못이나 나쁜 버릇을 발견한다.

수면 중에도
체중은 변한다

주간 체중일기
이름

(식사와 배설을 하기 전에)
아침 기상 직후

① 체중을 잰다

① 아침 기상 직후
② 아침식사 직후
③ 저녁식사 직후
④ 취침 직전

주간 그래프형 체중 일기의 예

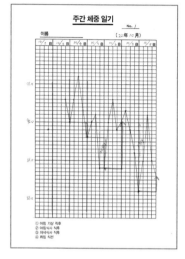

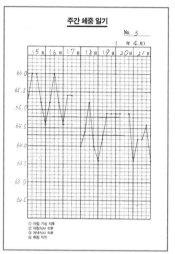

주간 일기가 부담되면 월간 일기를 쓰자

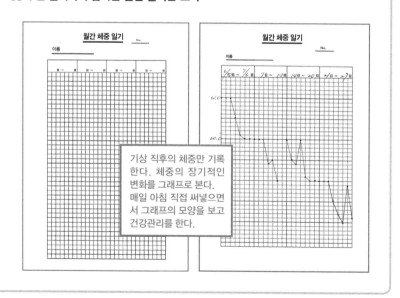

기상 직후의 체중만 기록
한다. 체중의 장기적인
변화를 그래프로 본다.
매일 아침 직접 써넣으면
서 그래프의 모양을 보고
건강관리를 한다.

혈당계를
이용할 때
주의할 점

당뇨병이 있는 사람은 자신의 몸이 어느 정도의 혈당에서 어떤 상태로 변하는지를 평소에 파악해둬야 한다.

사고로 췌장이 제 구실을 못 하게 된 환자에게서 "자다가 혈당이 오르는 것이 느껴져 깨곤 한다"는 말을 들은 적이 있다. 이 정도까지는 아니더라도 자신의 몸 상태에 귀를 기울여 관리하는 자세가 필요하다. 예를 들어 공복 시에 진찰을 받으면 당뇨병의 초기 증상인 식후 고혈당 상태를 의사가 진단하지 못할 수 있다. 이럴 때 스스로 혈당을 측정해두면 주치의에게 자신의 몸 상태를 정확히 알릴 수 있다.

스스로 측정하는 혈당계는 의료 기기 취급점에서 살 수 있다. 혈당계는 조작이 간단하고 환자가 쓰기 좋도록 미량의 혈액만으로 몇 초 내에 결과가 나오게 만들어져 있다. 또한 어느 기종이나 다 가벼워서 휴대할 수도 있다. 혈당계를 사용할 때는 다음 사항을 주의해야 한다.

첫째, 혈당 검사지의 사용 기한을 지키고, 물이 묻지 않도록 주의한다.

혈당 검사지는 사용 기한이 지나면 에러 메시지가 표시되어 측정할 수 없다. 보통 개봉 후 3개월 내에 사용해야 한다. 그리고 젖은 손으로 검사지를 만지면 감지력이 약해지므로 반드시 손을 닦은 후에 측정한다.

둘째, 기온이 낮을 때는 검사치도 낮게 나온다.

어느 기종이든 측정 가능한 온도의 범위가 있다. 온도가 극단적으로 높거나 낮을 때는 측정할 수 있지만 정확한 수치가 나오지 않는다는 점을 유념하자. 한국이나 일본에서라면 실내 온도가 40℃ 이상이 되는 날이 드물지만, 여름날의 차 안은 90℃까지 오른다고 하니 여름엔 특히 신경 써야 한다. 기온이 낮을 때는 특히 조심해야 한다. 낮은 기온에서는 검사치가 낮아지기 때문이다. 만약 추운 실내에서 측정했다면 그 검사치는 신뢰할 수 없다.

셋째, 영양제나 혈액 성분이 영향을 끼칠 수 있다. 혈액 속에 비타민C(아스코르브산)나 요산 등의 환원물질이 많으면 검사치가 높게 나올 수 있다.

넷째, 산소흡입기를 사용하는 환자는 검사치가 낮게 측정된다. 단, 자택에서 산소요법을 받고 있을 때는 혈액 중의 산소 부분압(산소만의 압력)이 정상인과 거의 비슷하므로 별로 영향을 받지 않는다.

다섯째, 검사치의 저장 용량은 10회분에서 500회분까지 다양하다. 최근에는 평균치를 계산해주거나 컴퓨터에 데이터를 입력할 수 있는 기종도 있지만 저장량이 늘어날수록 건전지 소모도 많아지므로 종이에 적어도 무방하다.

여섯째, 혈당계를 다른 사람과 함께 써서는 안 된다. 소중한 혈액을 다루는 물건이므로 혈액 사고를 예방하기 위하여 '1인 1대'를 원칙으로 해야 한다. 단, 일부 기종은 혈액 없이도 측정할 수 있는 까닭에 1대로 여러 사람의 혈당 관리에 이용하기도 한다.

그밖에 소독용 알코올 때문에 검사치가 낮게 나올 수 있다는 점도 알아두자. 알코올로 소독한 부위가 충분히 마른 뒤에 채혈하여 측정해야 한다. 또 과일즙을 만진 뒤에 측정하면 수치가 높게 나올 수 있다. 그러므로 과일을 만졌다면 손을 잘 씻은 뒤에 측정해야 한다.

혈당계를 통한 일상적인 혈당 검사라면 집에서도 할 수 있지만 당화혈색소 등 세부적인 항목은 병원에서 검사해야 알 수 있다. 이런 항목들이 몸에 어떤 변화를 나타내는지는 검사 결과를 시간의 경과와 함께 비교하지 않으면 알기 어렵다. 약을 먹을 필요가 없더라도 건강관리를 위해서는 병원에서 정기적으로 혈액검사를 받는 게 중요하다. 최소한 3개월에 1회 정도는 검사를 받자.

먹은 만큼 운동하면 혈당 다이어트에 실패한다

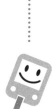

혈당 다이어트를 시작하는 사람의 대부분은 섭취한 열량만큼 운동하겠다고 선언한다. 그러나 이런 각오로 임하면 거의 실패한다. 30분 걷기를 하더라도 일상의 운동량이 많은 사람과 적은 사람, 연령·성별에 따라서 소비열량이 제각각 다르기 때문이다.

206쪽의 도표를 보자. 신체활동 수준을 3단계(I, II, III)로 나누어 에너지 필요량을 살펴보았다. 소비열량은 연령·성별에 따라서 다르지만, 연령·성별이 같을 때는 평상시의 운동량에 따라서 체중 1kg당 하루 소

∷ 식사로 섭취하는 열량 기준: 에너지 필요 열량 추정하기(kcal/일)

성별	남성			여성		
신체 활동 수준	I	II	III	I	II	III
0~5개월 모유영양아	–	600	–	–	550	–
인공영양아	–	650	–	–	600	–
6~11개월	–	700	–	–	650	–
1~2세	–	1,050	–	–	950	–
3~5세	–	1,400	–	–	1,250	–
6~7세	–	1,650	–	–	1,450	–
8~9세	–	1,950	2,200	–	1,800	2,000
10~11세	–	2,300	2,550	–	2,150	2,400
12~14세	2,350	2,650	2,950	2,050	2,300	2,600
15~17세	2,350	2,750	3,150	1,900	2,200	2,550
18~29세	2,300	2,650	3,050	1,750	2,050	2,350
30~49세	2,250	2,650	3,050	1,700	2,000	2,300
50~69세	2,050	2,400	2,700	1,650	1,950	2,200
70세 이상	1,600	1,850	2,100	1,350	1,550	1,750
임신 초기(추가량)				+50	+50	+50
임신 중기(추가량)				+250	+250	+250
임신 말기(추가량)				+500	+500	+500
젖 먹이는 산모(추가량)				+450	+450	+450

연령과 함께 하루의 에너지 필요량은 줄어든다

(출처: 2005년 후생노동성이 작성한 '일본인의 식사 섭취 기준'으로부터)

사무직 남성 노동자는 초등학생 수준의 양으로도 충분하다.

※ 연령 · 운동량별로 추정한 필요 열량이다.
  I : 운동량이 적은 사람
  II : 운동량이 적당한 사람
  III : 운동량이 많은 사람

비열량이 달라진다. 그러므로 생활습관병은 평소의 생활습관이 가장 중요하다는 사실을 잊지말아야 한다.

당뇨약의
장단점을
바로 알자

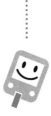

    당뇨약에는 혈당을 낮추는 효능이 있지만 그 외의 장점과 단점이 있다. 자신이 복용하는 약의 장단점을 아는 것이 혈당 다이어트와 영양소 보충에 효과를 더할 수 있다.

당 흡수 조절제(식후 혈당 개선제)

- **장점** 식사 직전에 복용하면 탄수화물의 흡수를 억제한다.
- **단점** 흡수되지 않은 탄수화물은 복부팽만감을 일으키는 원인이 된다. 약의 능력 이상으로 음식을 먹어버리면 효과를 내지 못한다.

인슐린 분비 촉진제·인크레틴(incretin) 관련 약

- **장점** 저하된 인슐린 분비 능력이 회복되게 한다.
- **단점** 저혈당이 일어날 가능성이 있다.

인슐린 주사

- **장점** 혈당을 확실하게 낮춘다. 그로 인해 췌장이 쉴 수 있다.
- **단점** 감기 등의 여러 질환이 한꺼번에 올 때 혈당 조절에 주의해야 한다. 여분의 인슐린 주사약을 반드시 확보해두어야 한다.

간에서의 당 방출을 억제하는 약

● **장점** 식후 고혈당을 조절한다.
● **단점** 간 기능이 약한 사람이나 고령자는 간에 부담이 된다.

인슐린저항성 개선제

● **장점** 분비된 인슐린의 작용을 개선해준나.
● **단점** 먹으면 살이 찌고 몸이 붓는다.

약은 효능에 한계가 있으며, 양날의 칼처럼 이롭기도 하고 해롭기도 하므로 약에 의존하지 말고 스스로 생활습관을 개선하는 것이 무엇보다도 중요하다.

당뇨병 환자들은 혈당치가 떨어지기 시작하면 이런 말들을 자주한다.

"머리가 맑아졌어!"
"몸이 가벼워졌네!"
"자신감이 생겼다!"

온몸에 묻었던 먼지를 확 털어낸 것처럼 가슴을 펴고 힘차게 걸으며

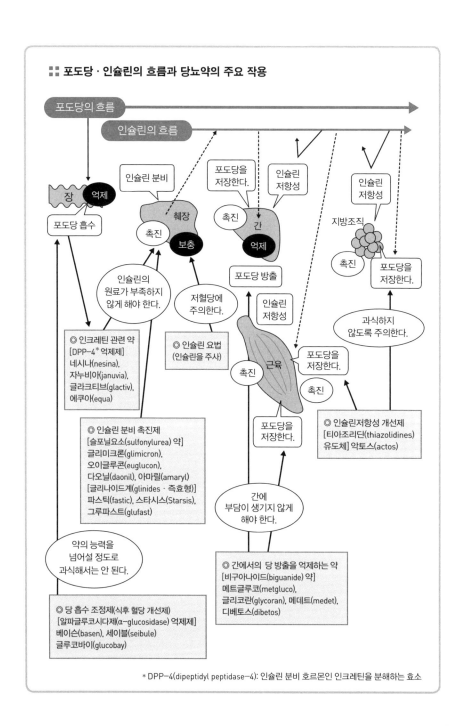

포도당 · 인슐린의 흐름과 당뇨약의 주요 작용

포도당의 흐름

인슐린의 흐름

장　억제

포도당 흡수

인슐린 분비
췌장
촉진　보충

인슐린의 원료가 부족하지 않게 해야 한다.

◎ 인크레틴 관련 약
[DPP-4* 억제제]
네시나(nesina),
자누비아(januvia),
글라크티브(glactiv),
에쿠아(equa)

포도당을 저장한다.
촉진
간
억제

인슐린 저항성

포도당 방출

저혈당에 주의한다.

◎ 인슐린 요법
(인슐린을 주사)

인슐린 저항성

지방조직
촉진　포도당을 저장한다.

인슐린 저항성

과식하지 않도록 주의한다.

근육
촉진
포도당을 저장한다.
촉진

포도당을 저장한다.

◎ 인슐린저항성 개선제
[티아조리딘(thiazolidines)
유도체] 악토스(actos)

◎ 인슐린 분비 촉진제
[슬포닐요소(sulfonylurea) 약]
글리미크론(glimicron),
오이글루콘(euglucon),
다오닐(daonil), 아마릴(amaryl)
[글리나이드계(glinides · 즉효형)]
파스틱(fastic), 스타시스(Starsis),
그루파스트(glufast)

간에 부담이 생기지 않게 해야 한다.

약의 능력을 넘어설 정도로 과식해서는 안 된다.

◎ 간에서의 당 방출을 억제하는 약
[비구아나이드(biguanide) 약]
메트글루코(metgluco),
글리코란(glycoran), 메데트(medet),
디베토스(dibetos)

◎ 당 흡수 조정제(식후 혈당 개선제)
[알파글루코시다제(α-glucosidase) 억제제]
베이슨(basen), 세이블(seibule)
글루코바이(glucobay)

* DPP-4(dipeptidyl peptidase-4): 인슐린 분비 호르몬인 인크레틴을 분해하는 효소

생기발랄하게 웃는 얼굴로 바뀌어가는 것을 볼 때 나도 같은 기쁨을 느낀다.

당뇨병으로 고생하는 모든 사람들에게 아연 보충과 혈당 다이어트가 행복한 인생을 사는 데 조금이라도 도움이 되기를 바란다.

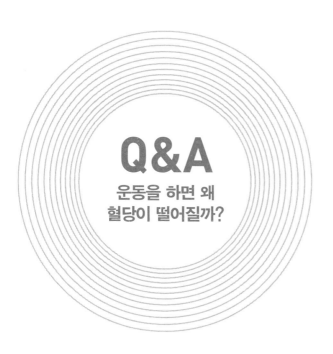

Q&A
운동을 하면 왜 혈당이 떨어질까?

Q 운동요법이 당뇨병에 효과적인 이유는?

A 한국인·일본인의 당뇨병은 먼저 인슐린이 적게 분비되면서 시작된다. 인슐린을 소중하게 여기고 아껴서 사용하지 않으면 분비샘이 말라버린다. 약을 먹으면 인슐린이 적절히 분비되어 혈당이 낮아지지만 몇 년씩 오랫동안 약을 먹게 되면 약의 양을 늘리더라도 인슐린이 점차 분비되지 않게 된다. 이런 점에서 운동요법은 대단히 효과적이다. 운동을 하면 인슐린 없이도 포도당을 세포 안으로 운반할 수 있어서 인슐린이 절약된다.

운동을 많이 하면 근육(골격근세포)도 근육량에 따라서 포도당을 많이 끌어들여 소비한다. 세포 속으로 직접 포도당을 운반하는 약('악토스' 등의 인슐린저항성 개선 약이나 '메트글루코' 등의 비구아나이드계 약)으로도 치료하고 있으나, 포도당은 소비하지 않으면 줄지 않는다. 그러므로 운동의 치료 효과가 뛰어난 것은 말할 필요도 없다. 포도당을 완전히 소비하려면 영양소가 필요하다는 사실도 잊지 말아야 한다.

운동으로 낮아지는 것은 혈당만이 아니다. 혈액검사 항목에 있는 중성지방이나 LDL콜레스테롤(몸에 나쁜 콜레스테롤), 체지방, 신체 나이 등도 낮아진다. 반면에 HDL콜레스테롤(몸에 좋은 콜레스테롤)이나 근육량이 늘어나서 신체 나이도 젊어진다.

운동 초기에 일시적으로 혈당이 높아지는 현상에 대해서는 신경 쓸 필요가 없다. 비만한 사람이 운동을 하면 지방세포 속의 지방이 분해되고 부수적으로 유리지방산이 혈액 속에 생겨난다. 유리지방산은 에너지원도 되지만 인슐린의 작용을 방해하기 때문에 일시적으로 당뇨병이 악화된 것처럼 생각될 수도 있다. 그러니 실망하지 말고 계속 운동을 하자.

Q 혈액순환이 좋아지면 어떤 효과가 있나?

A 적혈구는 체내 세포에 산소를 운반한다. 그러므로 운동으로 혈액순환이 좋아지면 몸속 구석구석까지 혈액이 퍼져 나간다. 온몸의 혈관 중에는 굵기가 적혈구 지름의 절반도 안 될 정도로 가느다란 곳도 있다.

이 혈관을 그냥 통과할 수 없는 적혈구는 자신의 몸을 변형해서 지나간다. 이것을 적혈구의 변형 능력이라고 하며, 이때 필요한 에너지원으로 혈액 속의 포도당이 사용된다.

이때의 에너지 소비량은 체내 세포가 사용하는 소비량의 19배나 된다. 적혈구가 변형할 때 산소는 쓰이지 않는다. 적혈구는 변형하면 할수록 혈액 속의 포도당을 많이 소비하며, 온몸에 산소를 운반해 구석구석의 에너지 대사도 개선한다.

Q 혈관을 건강하게 관리하는 방법은?

A 니시의학에 의하면, 혈관의 끄트머리에는 글로무스(Glomus, 동정맥문합, 사구체)라는 '우회 혈관'이 있다. 이 혈관은 모세혈관보다 약 1만 배나 되는 혈액을 수송하며, 혈압이 갑자기 오르고 내리는 것을 방지하는 안전판 구실을 한다.

또 우리 몸은 많은 양의 혈액을 급히 흐르게 할 필요가 있을 때 이 우회 혈관에도 혈액이 흐르게 하여 몸 전체를 보호한다. 우회 혈관은 매우 가늘어서 적혈구가 사용하는 포도당의 소비량도 늘려준다. 그런데 안타깝게도 이 혈관은 운동 부족을 비롯하여 생활습관이 나빠지면 막혀버리거나 사라져 없어지기도 한다.

이러한 글로무스 혈관의 기능을 조금이라도 유지하거나 회복하는 방법은 냉탕과 온탕을 번갈아가며 손발을 담그는 일이다. 건포마찰·맨손체조·걷기·입욕(반신욕, 족욕)·혈액순환에 좋은 한약 복용 등도 효과적인 방법이다.

Q 잠자는 동안에 살이 빠지게 하려면?

A 운동할 때나 더울 때는 목 주위, 겨드랑이, 등 가운데 부위에 땀이 난다. 땀이 나는 곳에는 에너지를 활발히 소비하는 '갈색 지방세포'가 존재한다. 대체로 지방세포는 에너지를 축적하는 백색 지방세포와 에너지를 소비하는 갈색 지방세포로 나뉜다.

이러한 갈색 지방세포에서 에너지를 만드는 단백질은 우리가 운동을 하면 할수록 점점 그 양이 늘어난다. 요컨대, 운동을 하면 수면 중에도 에너지를 소비하여 살을 뺄 수 있는 몸을 만들 수 있다.

Q 체중계는 어떤 것이 좋을까?

A 적어도 200g 단위로 측정할 수 있는 전자식 체중계를 사용하는 것이 좋다. 체중이 숫자로 정확하게 표시된다. 바늘 체중계는 오차도 잘 생기고, 최소 측정 단위가 500g이므로 사람의 생리적인 체중 차이를 나타

낼 수 없다.

식당 메뉴로도 유명한 타니타(TANITA)사가 100g 단위로 잴 수 있는 소형 전자식 체중계를 시장에 내놓았다. 크기도 노트북컴퓨터와 비슷해 출장용 가방에도 넣을 수 있으므로, 나는 이 체중계를 추천하는 바이다. 이 체중계는 체중이 100kg을 넘어가면 측정 단위가 200g으로 바뀌어 버린다. 100kg이 넘는 사람은 먼저 100kg 이내로 체중을 줄이자!

Q 즐거운 마음으로 운동할 수는 없을까?

A 자신에게 알맞은 운동을 하면 시원한 느낌이 들어서 기분도 좋아진다. 운동을 해야 한다는 생각에 무리하게 운동을 하는 사람들이 있는데, 그러면 오히려 몸이 지치고 아연을 대량 소비하는 결과를 낳는다. 운동한 뒤에 몸이 개운한 느낌이 드는 정도로 하는 것이 운동 효과를 높이면서 즐겁게 운동하는 방법이다.

"역시 당뇨병의 원인은 생활습관이었어요!"

"약 먹는 것 이외에도 방법이 있다니 무척 기뻐요. 포기하지 않은 게 정말 다행이야!"

약국에서 이런 말들을 들으면 힘이 솟는다.

머리말에서 소개한 '어린 두 딸을 남기고 세상을 떠난 남성 손님'을 대하면서 이 모든 것이 시작되었다.

나는 한 가정이라도 이와 같은 불행을 겪지 않게 하고자 교내 약사를 맡은 학교에서 하나의 실험도 하였다. '미래를 향한 인연 맺기 프로젝트'가 바로 그것이다. 이는 희망찬 내일을 꿈꾸는 아이들과 그 아이들의 꿈을 지지하는 부모가, 부모-자식 간의 사랑으로 가정에서부터 건강해졌으면 하는 바람에서 제안한 것이다.

처음에는 '개인별 프로젝트'부터 시작하였다. 자세히 말하면, 노동후생성이 주도하는 '건강 일본 21 운동'의 설문조사를 중학생 수준으로 고치고, 평소 약국에서 알게 된 내용을 추가하여 생활습관 개선을 위한 설문조사를 완성하였다. 이를 통하여 학생들에게 건강 의식을 심어주고, 그 의식을 가정에까지 전파하려고 기획한 것이다. 당뇨병을 예방하고자 하는 약사로서는 어린 세대의 앞날뿐만 아니라, 그 자식을 뒷바라지하는 부모의 건강도 마음에 걸린다. 그래서 자식의 말이 부모를 가장 잘 설득할 수 있지는 않을까 하고 생각하였다.

여름방학 전에 열린 '약물 남용 방지 교실'에서는 설문조사로부터 얻은 정보를 활용해 강연을 했다. 설문조사를 시행하기 3년 전에 비하면 학생들의 의식이 크게 변한 것 같았다. 이 책을 읽고서 "당뇨병 치료에는 약을 쓰지 않는 방법도 있구나!"라는 한마디를 들을 수 있다면 약사로서도 크게 보람을 느낄 것이다.

이 책을 쓰기까지 우리 약국에 왔던 환자들의 협조가 큰 힘이 되었다. "제 이야기가 세상 사람들에게 도움이 된다면 기꺼이 소개하고 싶어요!"

라고들 말해주었다. 그리고 친절하게 조언해준 지바현립 보건의료대학 교수(전 국립영양연구소 소장) 니시무타 마모루 선생, 호쿠리쿠대학 학장 오구라 쓰토무 선생, 첫 출판을 도와준 주식회사 게이자이카이의 관계자들, 약국 직원인 하시즈메 노조미 씨, 미나미 아키나 씨, 이소미 나에 씨, 마지막으로 우리 가족들… 많은 분들의 협력이 있었기에 집필을 완성할 수 있었다. 진심으로 감사의 인사를 올린다.

이 책을 '아버지의 날'이 있는 6월에 완성할 수 있어서 행복하다. 멀리 시집가서 불효막심한 딸이 올리는 조그마한 사죄와 감사의 표시라고 스스로 위로하고 싶다.

당뇨병은 대표적인 생활습관병 또는 국민병이라고도 하는데, 이 병을 둘러싸고는 많은 이야기가 떠돈다. 그중 하나가 당뇨병은 '과식' 때문에 생긴다는 통설이다. 하지만 저자는 정반대로 '영양소, 특히 아연이 모자라는 게 원인인 병'이라고 지적한다. 그리고 치료 효과가 나지 않는 이유는 병의 원인을 잘못 짚었기 때문이라고 밝힌다. 정말 획기적인 발상이다.

이 책에서는 당뇨병이 생기는 원인을 크게 두 가지로 설명한다.

첫째, 영양소가 모자라서 인슐린이 작용하지 않기 때문이다.
둘째, 탄수화물을 지나치게 많이 섭취하는 바람에 에너지를 만드는
데 필요한 영양소가 부족해진 탓이다.

저자는 간 기능의 중요성도 설명한다. 간은 우리 몸에서 대사와 해독

작용을 하지만 혈당도 조절한나고 한다. 당뇨병의 예방은 물론 치료하는 데에도 간의 작용이 중요하다며 '먼저 간을 잘 보살피자'고 강조한다.

저자는 수십 년간 약국을 경영해온 약사로서 한방이나 영양학에도 정통하다. 약국에서 상담했던 환자가 당뇨병으로 잇달아 급사한 것에 충격을 받고 되도록 약을 쓰지 않고 건강을 되찾는 방법을 본격적으로 연구하였다. 그러다가 드디어 현대인의 식생활에서 부족하기 쉬운 '아연'에 당뇨병 해결의 열쇠가 있다는 확신을 얻었다고 한다.

나도 이 책을 옮기는 시간 내내 아연이라는 단어가 머릿속에서 지워지지 않았다. 처음 이 책을 대하고는 '과연 저자의 주장이 옳을까?'라는 의문이 생겨서 여러 출처의 자료를 찾아보기도 했다. 그 결과 미국에서는 70여 년 전부터 '아연과 당뇨병의 관계'를 연구한 논문이 과학 문헌에 실렸으며, 우리나라에서도 근년에 비슷한 주제의 논문이 나오기 시작했다는 사실을 확인할 수 있었다.

저자의 설명을 통해 혈액검사로 자신의 몸 상태를 파악한 뒤 그 결과를 기초로 삼아서 생활습관을 개선하고 부족한 영양소, 특히 아연을 보충하는 게 무엇보다 중요하다고 확신하게 되었다.

하지만 오늘날 한국이나 일본의 의료계에는 당뇨병 치료에 영양소를 보충한다는 개념이 없다. 왜냐하면 영양제나 보충제는 대체로 건강보험으로 처리되지 않기 때문이다. 의사 대부분이 당뇨약 또는 인슐린 주사를 처방하거나 식이요법, 운동요법의 실천을 권하는 게 현실이다. 안타깝기 그지없다.

참고 문헌

- 2형 당뇨병과 인슐린 분비 부전. 스가노 히로코(菅野宙子)·사쿠라 히로시(佐倉宏) 저

- Let's Get Well 건강에의 길. 아델 데이비스(Adelle Davis) 저, 와타나베 마사오(渡辺正雄)·고노 히로유키(河野 裕行) 역

- Usefulness of Revised Fasting plasma Glucose Criterion and Characteristics of the Insulin Response to an oral Glucose Load in Newly Diagnosed Japanese Diabetic Subjects. Diabetes Care, 21 (7): 1133-1137, 1998. 다나카 야스시(田中逸, 성마리안느의과대학 교수) 저

- β3 아드레날린 수용체의 생리적 의의와 비만. 요시다 도시히데(吉田俊秀)·고구레 아키노리(小暮彰典)·사카네 나오키(坂根直樹) 저

- 껌 씹을 때 몸속에서 일어나는 도파민 방출에 관한 연구. 1·118회 특별호, 2009/1-6-43

- 당뇨병과 미량원소. 다카기 요지(高木洋治, 오사카대학 의학부 보건의학과 교수) 저

- 당뇨병과 미량원소. 치료 Vol.88, No.7, 〈2006. 7〉 하야시 요이치(林洋一)·가와무라 와타루(川村弥)·오기하라 노리카즈(荻原典和)·아라카와 야스유키(荒川泰行) 저

- 렙틴(leptin)-영양의 조절 주역. 겐파쿠샤(建帛社)

- 마음에 드는 생리학. 다나카 에스로(田中越郎) 저

- 모발 과학. 사단법인 일본모발과학협회

- 미량원소 이상과 당뇨병. 하야시 요이치(林洋一)·아사오카 아키라(朝岡昭)·아라카와 야스유키(荒川泰行) 저. JJPEN. Vol.22 No.2, 2000

- 미량원소, 특히 아연에 관한 유용성과 안전성. 와다 오사무(和田攻)·야나기사와 히로유키(柳沢裕之, 사이타마埼玉의과대학 교수) 저

- 미량원소의 지식. 치료 2006. 6

- 변모하는 생활습관병의 현상과 과제. 히사야마읍(久山町) 연구실, 기요하라 유타카(清原裕) 저

- 불면증으로 생기는 문제—불면증은 우울증을 조심하라는 신호인가?. 시미즈 데스오 (清水徹男). 일본수면학회 제29회 정기학술학회·오찬모임 세미나로부터

- 비만·비만증의 지도 안내서. 일본비만학회 저. 이시야쿠(医歯薬)출판주식회사

- 사람이 병에 걸리는 딱 두 가지 원인. 아보 도오루(安保徹) 저, 고단샤(講談社)

- 생활습관병 클리닉, 수면장애(수면 시 무호흡증후군은 제외). 나카무라 마사키(中村真樹)·이노우에 유이치(井上雄一) 저

- 성인들의 만성 아연 결핍 상태와 그 임상 소견. 니시무타 마모루(西牟田 守)·고다마 나오코(児玉直子) 저(국립건강영양연구소)

- 성인병과 생활습관병—수면과 당뇨병. 가와모리 류조(河盛隆造) 저. 2010. 40권

- 식이성 철과 아연의 유효 이용성에 관한 피틴산(phytic acid) 혹은 수산(蓚酸·oxalic acid)의 작용. 1991. 기조(金城)학원대학 곤도 히로노부(近藤博信)·요코에 치카코(横江千賀子) 저

- 식품의 이면. 아베 스카사(安部 司) 저

- 심각한 아연 결핍증을 일으킨 췌장성(膵臓性) 당뇨병의 사례. 당뇨병 38(7)1995. 스쿠바(筑波)대학 임상의학계 내과, 국립미토(水戸)병원 내과

- 씹기 횟수의 차이가 식후 혈당치에 미치는 영향—20회 씹기와 40회 씹기의 차이. 우치다 아야(内田あや)·마스다 히데토(松田秀人)·하시모토 가즈요시(橋本和佳)·다카다 가즈오(高田和夫) 저

- 씹기와 뇌의 관계. 〈인터뷰〉 FOOD STYLE 21, Vol.14, No.9, 2010. 오노즈카 미노루(小野塚実, 가나가와神奈川치과대학 교수) 저

- 씹기와 식욕. 요시마스 히로노부(吉松博信, 오이타大分대학 의학부 종합내과학 제1교실 교수) 저

- 아연 섭취의 중요성과 현상—아연은 왜, 어느 정도 필요한가?. 니시무타 마모루(西牟田 守, 국립건강영양연구소) 저

- 아연의 이용에 관한 피틴산의 영향. O'Dell, B.L, Savage, J.E.: Proc. Soc. Exp. Med. 103, 304, 1960

- 알기 쉬운 운동생리학. 스기 하레오(杉晴夫, 데이쿄帝京대학 명예교수) 저

- 알부민 핸드북. 기후(岐阜)대학 대학원 의학계연구과 에라 세이이치(惠良聖一)·히루마(比留間)병원 히루마 기요시(比留間潔) 저

- 여성호르몬의 항산화작용. The Lipid 1997-10. 고치(高知)의과대학 사가라 유스케(相良祐輔) 저

- 오늘의 치료 약-해설과 편람. 미즈시마 유(水島裕) 편. 난코도(南江堂)

- 왜 마그네슘·칼슘이 고령자에게 필요한가?. 니시무타 마모루(西牟田 守, 국립건강영양연구소) 저

- 요중(尿中) 미량원소. 임상검사, Vol.53, No.2, 2009년 2월, 이 달의 화제, 생체 내 미량원소. 니시무타 마모루(西牟田 守, 국립건강영양연구소) 저

- 우울증과 부신피질 스테로이드 호르몬 수용체. 아고 유키오(吾郷 由希夫) 외 공저

- 의학 상식은 거짓말투성이이다. 마스이시 이와오(三石巖) 저

- 의학의 발자취, 지방세포-기초와 임상(별책). 이시야쿠(医歯薬)출판주식회사

- 의학의 발자취-당뇨병과 수면장애. 가와모리 류조(河盛隆造) 저. 2011. 236권

- 일본약학회지 1992. 11

- 일산화질소(NO)의 생리작용과 질환. 다니구치 나오유키(谷口直之)·스즈키 게이이치로(鈴木敬一郎)·오구라 스토무(小倉勤) 외 다수

- 주식을 안 먹으면 당뇨병이 호전된다!. 에베 고지(江部康二) 저

- 탈 공역(脱共役) 단백질류의 구조와 생리적 기능. 사이토 마사유키(斉藤昌之) 저

- 피틴산의 안전성 평가와 영양소의 이용이 대사에 미치는 영향에 관한 연구. 가타야마 데쓰유키(片山徹之, 히로시마廣島대학 교육학부 교수) 저

- 한눈에 알 수 있는 대사 Medical·Science·International

- 한눈에 알 수 있는 생화학 Medical·Science·International

- 한눈에 알 수 있는 의과 생화학 Medical·Science·International

옮긴이 _ 배영진

부산대학교를 졸업하고, 육군본부 통역장교(R.O.T.C)로 복무하면서 번역의 묘미를 체험했다. 삼성그룹에 입사해 일본 관련 업무를 맡아 했으며, 10년간의 일본 주재원 생활은 번역가 인생에 큰 영향을 미쳤다. 현재는 일본어 전문 번역가로서 독자에게 유익한 일본 도서를 기획·번역하고 있다.

주요 역서로는 《아이 두뇌, 먹는 음식이 90%다》, 《5목을 풀어주면 기분 나쁜 통증이 사라진다》, 《은밀한 살인자 초미세먼지 PM2.5》, 《1일 3분 인생을 바꾸는 배 마사지》, 《장뇌력》, 《초간단 척추 컨디셔닝》 등이 있다.

당뇨병 치료, 아연으로 혈당을 낮춰라!

개정판 1쇄 인쇄 ∣ 2021년 8월 23일
개정판 1쇄 발행 ∣ 2021년 8월 30일

지은이   ∣ 가사하라 도모코
옮긴이   ∣ 배영진
펴낸이   ∣ 강효림

편집   ∣ 곽도경
디자인   ∣ 채지연
마케팅   ∣ 김용우

종이   ∣ 한서지엽(주)
인쇄   ∣ 한영문화사

펴낸곳   ∣ 도서출판 전나무숲 檜林
출판등록 ∣ 1994년 7월 15일·제10-1008호
주소   ∣ 03961 서울시 마포구 방울내로 75, 2층
전화   ∣ 02-322-7128
팩스   ∣ 02-325-0944
홈페이지 ∣ www.firforest.co.kr
이메일   ∣ forest@firforest.co.kr

ISBN ∣ 979-11-88544-74-5 (13510)

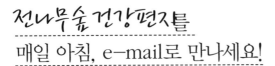

전나무숲 건강편지를
매일 아침, e-mail로 만나세요!

전나무숲 건강편지는 매일 아침 유익한 건강 정보를 담아 회원들의 이메일로
배달됩니다. 매일 아침 30초 투자로 하루의 건강 비타민을 톡톡히 챙기세요.
도서출판 전나무숲의 네이버 블로그에는 전나무숲 건강편지 전편이 차곡차곡
정리되어 있어 언제든 필요한 내용을 찾아볼 수 있습니다.

http://blog.naver.com/firforest

 '전나무숲 건강편지'를 메일로 받는 방법 forest@firforest.co.kr로 이름과 이메일 주소를
보내주세요. 다음 날부터 매일 아침 건강편지가 배달됩니다.

유익한 건강 정보,
이젠 쉽고 재미있게 읽으세요!

도서출판 전나무숲의 티스토리에서는 스토리텔링 방식으로 건강 정보를
제공합니다. 누구나 쉽고 재미있게 읽을 수 있도록 구성해, 읽다 보면 자연스럽게
소중한 건강 정보를 얻을 수 있습니다.

http://firforest.tistory.com